KB179171

여성과 남성의 성차를 밝히다

남녀 브레인 백서

아라이 야스마사 지음
오영근 옮김

전파과학사

【지은이】
아라이 야스마사
요코하마에서 출생.
동경대학 이학부 생물학과 졸업.
동 대학원 수료 후 동경대학 의학부 뇌 연구소 조수.
캘리포니아대학(UCLA) 뇌 연구소에서 연수.
순텐도대학 의학부 강사.
동 조교수를 거쳐 교수 역임, 이학박사.
전공은 신경해부학 및 신경내분비학 특히 성분화에 대해 장기간에 걸쳐 연구를 계속하고 있다. 저서로는 『뇌를 통해 본 남자와 여자』(Blue Bakcs)가 있음.

【역자】
오영근
황해도 사리원에서 출생.
연세대학교 이공대학 생물학과 졸업.
동 대학원 수료 후 미국 미시간대학 의학부 해부학 교실에서 해부학 석사과정 수료(신경해부학 연구).
구주대학 농학부 동물학 교실에서 농학박사(발생학, 박쥐생식 연구).
연세대학교 의과대학 해부학 교실에서 전임강사, 조교수, 부교수(문리대)를 거쳐 문리대학 생물학과 교수 역임.
전공은 신경해부학, 발생학, 조직학, 박쥐의 생식과 신경생물학 연구.
저서와 역서로는 『박쥐』, 『인간생물학』, 『인체발생학』, 『표준조직학 총론과 각론』, 『잠이란 무엇인가』, 『생물학적 인간 이해』, 『인간이라고 하는 것』, 『박쥐연구 종설』 등이 있음.

머리말

현대는 변혁의 시대이다. 사회 규범과 사회적인 역할이 매우 다양하게 변화되는 시기이다. 따라서 여성들의 사회 진출도 현대에 와서 급진적으로 증가해 가는 것도 사실이다. 21세기를 눈앞에 두고 새로운 사회적인 비전(Vision)을 만들어 가야 하는 과정에서 새로운 남자와 여자, 남성과 여성의 협력 관계를 모색할 필요가 있다.

그런 의미에서 한 번쯤 남자와 여자 사이에 미묘한 사고방식의 차이가 과연 존재하며, 또 존재한다면 도대체 그것은 무엇일까를 생각해 보는 것도 무의미한 것은 아니라고 생각된다.

그렇다면 남자와 여자의 생각하는 방식의 차이는 어디에서 오는 것일까? 인간이 사는 방식에 본질적으로 다른 남녀 차가 있다고 해서 의식과 행동에도 본질적인 차이가 있다고 해야 할 것인가? 본서에서는 바로 이와 같은 남자와 여자의 차이를 뇌라고 하는 하드웨어의 차이에서 분석해 보고자 시도했다.

십 년 전에 이미 필자는 「뇌를 통해 본 남녀의 차이」라는 책을 쓴 적이 있다. 당시만 해도 다만 남녀 간에 뇌의 성적 차이가 있다는 사실만을 파악한 정도이며 사람에 관한 자료도 적어서 동물 실험에서 얻은 연구 결과로부터 사람의 문제를 추론하는 데 불과했다. 그러나 지금 돌이켜 보면 사실상 그 추론은 대부분 사실이었다고 생각된다.

지금까지 십 년간 세계의 많은 연구자들의 흥미가 사람의 뇌에 관한 연구에 집중되어 왔으며 특히 사람의 뇌의 남녀 차이에 관한 연구 결과가 비약적으로 축적되기에 이르렀다. 더욱이 대뇌피질의 연합야(連合野)의 인지 기능에 관한 남녀 차이는 현저하다. 연합야는 우리 인간의 사고 작용과 밀접한 관계가 있는 부위이며 마음과 가까운 장소이기도 하다. 여기(연합야)에서부터 남자와 여자의 마음의 차이를 분석해 가는 것은 매우 흥미 있는 일이다.

본서에서는 우선 남자다움과 여자다움이라고 하는 차이를 주로 생물학적인 측면에서 해부해 보기로 했다.

이와 같은 생물학적인 남녀의 차이를 해부해 본다고 하는 것은 사회 통념이나 사회적 규범이 격변하는 시기라는 점에서 보면 매우 시의적절한 일이라고 생각된다. 그것은 또한 새로운 21세기를 향한 남자다움과 여자다움을 창출해내는 데에도 매우 중요한 작업이라고 생각된다.

본서는 모두 11장으로 구성되어 있지만 여러분은 각자 흥미 있는 장부터 읽어도 무방하도록 되어 있다. 1장부터 읽어도 좋고, 아무 장이나 펼쳐 보아도 각 장마다 독립적인 과제와 결론을 갖고 있기 때문이다. 본서에서는 그 주제를 남녀 간의 뇌의 차이로 하고 있지만 사실상 뇌의 대부분의 기능에 있어 남녀 간의 차이가 그렇게 큰 것은 아니다. 그러나 유사성이라고 하는 속성에서 오히려 새로운 이상적인 남녀 관계를 정립하고 그 기반 위에서 이성을 올바르게 인식해야 할 필요를 절감하게 되는 것이다.

아라이 야스마사

차례

1장
뇌의 성차는
진화의 결과인가

1. 원시 수렵 시대에 방향 감각의 필요성

남자와 여자는 사회적으로 평등하고 거의 같은 환경에서 성장하는데도 불구하고, 남자는 '남자답게' 여자는 '여자답게' 성장해 가는 원인은 어디에 있을까? 그것은 사회로부터 무엇인가 알 수 없는 압력을 받고 있기 때문이 아닌가 생각된다. 남자와 여자는 흔히 복장이나 행동에 있어서 자기의 성(性)에 대해서 사회가 기대할 것으로 생각되는 수준에서 특출나는 일은 안 하는 것이 좋으리라고 생각한다. 그렇게 하는 것이 그 성으로서 마음이 편하고 생활을 즐길 수 있기 때문이다.

한편, 남자와 여자의 성적(생물학적) 차이는 어느 누구도 어떤 방법으로도 없앨 수 없는 숙명적인 것이므로 신체 구조와 기능이 다른 것을 부정할 수는 없다. 예를 들면 종족 유지 기능에 있어서 남자가 할 일과 여자가 할 일을 서로 바꾸어서 행할 수는 없는 일이다. 체외수정의 기술이 개발 사용되고 있는 오늘날에도 아기를 출산하는 일은 오로지 여성이 아니면 할 수 없는 일이다. 이와 같이 생식 기능의 역할 분담은 원시 사회로부터 현대에 이르기까지 변할 수 없는 진리인 것이다.

몇만 년 전 원시 인류의 역사를 더듬어 보면 인류는 처음에 수렵 채집 집단으로서 비교적 작은 무리를 이루어 생활하고 있었다. 먹을 것을 채집하는 공동체 속에서 먹이를 공급하는 공헌도는 남성과 여성 사이에 그렇게 큰 차이는 없었을 것이다. 그러나 식생활에 변혁이 일어나 고기(동물성 먹이)가 점점 식료로써 그 중요성이 높아짐에 따라 역할 분담을 하게 되어 남녀 차이가 점차 생기기 시작했다. 그리하여 고기를 많이 얻기 위해 큰 동물을 수렵하는 일에 남자가 주로 활약하게 되었다.

이 때문에 남자들은 거주 지역에서 멀리 떨어진 곳까지 먹이를 추적하는 여행을 할 때가 많아지게 되었다. 대신 여자들은 거주 지역에서 가까운 곳에서 먹이를 채집하고 집을 지키며 식사와 의복을 만들고 어린이를 돌보게 되었다. 그러므로 장거리 수렵 여행을 하는 남자는 동서남북 어느 방향을 가든지 자기의 지리적인 위치를 확인하고, 틀림없이 귀가할 수 있도록 방향 감각의 능력이 여자보다 뛰어났을 것으로 생각된다.

움직이는 포획물(동물)에 정확하게 돌이나 창을 던지고 활을 쏘는 기능이 이와 같이 여행 과정을 통해 발전하게 되었다. 여기에서 한마디로 남자가 공간인지 능력이 뛰어나야 할 필요성이 생기게 되었다. 또한 큰 동물과 격투를 하거나 포획한 동물을 장거리 운반하는 데는 튼튼한 체력도 요구되었다. 따라서 남자로서 수렵 채집 시대를 살아 넘기기 위해서는 월등한 공간인지 능력과 방향 감각과 체력이 필수적이었다고 생각된다.

2장 4절에서도 이야기하겠지만 최근 신체의 크기를 조절하는 유전자와 동작성 IQ의 유전자가 Y염색체(남자만이 갖고 있는 염색체) 속에 함유되어 있다는 사실이 알려졌다. 그러므로 남자의 신체가 여자보다 크고 튼튼한 것은 생물학적(선천적)인 차이인 셈이다. 동작성 IQ를 도형(그림) 및 공간인지 능력을 통해서 조사해 본 결과 여성보다 남성의 성적이 더 좋다.

이것은 원래 유전자의 형질이 남성에게만 유전되어 왔음을 의미한다고 생각된다.

인류의 역사 속에서 진화의 이점이라는 점에서 보면 이와 같은 유전형질이 선택되어 와서 현대의 남성까지 현저하게 월등한

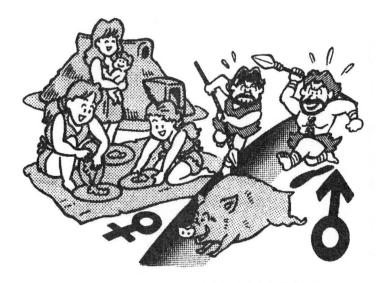

〈그림 1-1〉 수렵 시대에 남자와 여자의 역할 분담

성의 차이를 보이게 된 것은 의심할 여지가 없다. 원시 수렵 시대에 이와 같은 형질의 선택은 매우 중요한 의미를 갖고 있으며 적응이라고 하는 점에서도 매우 당연한 결과이다.

　여성의 경우 거주 지역이 좁고 행동 범위가 작았으므로 방향 감각이나 공간인지 능력이 떨어져 남성처럼 활동할 수 없었다고 생각된다. 이와 같은 수렵 시대에 남성과 여성의 역할 분담이 오히려 남자와 여자의 지리적 감각 능력에 차이를 조장하는 결과를 초래하게 되었다.

2. 여성은 정말 방향치인가

방향치라는 말이 있다. 방향 감각이 매우 둔한 것을 말한다. 일반적으로 여성이 남성보다 방향치인 경우가 많다. 이것은 수렵 채집 시대를 거쳐오는 동안 유전되어 온 형질이지만 의외로 이러한 형질에 대하여 철저하게 조사된 예는 별로 없다.

미국의 남녀 대학생에게 지도상의 목적지까지 도달하는 게임과 미로 게임을 시켜본 결과 남학생이 여학생보다 시행착오가 적고 목적지에 더 빨리 도달했다.

이것은 여성이 남성보다 일상생활에서 자기의 위치를 파악하는 전략으로써 이정표를 이용하는 능력이 앞서고 있음을 말해준다.

남성 운전자가 지도를 보지 않고 목적지를 향해 갈 때 흔히 산의 모양이나 지형지물을 이용하여 방향을 결정할 때가 많다. 그러나 밤이 되면 낮에는 잘 찾아가던 길도 찾아갈 수 없을 때가 있는데 그 이유는 지형지물을 이용하는 능력이 떨어지기 때문인지도 모른다.

그러나 여성 운전자는 지도상의 길을 따라 이정표를 기억하면서 운전하는 본능이 있으므로 밤길도 시간은 조금 더 걸리지만 목적지에 착실히 도달할 때가 많다. 그러므로 여성이 방향치라고 단정할 수는 없는 것이다.

이정표(랜드마크)의 기억 능력에 관한 연구 조사를 한 일이 있다. 실내에서 책상 위에 여러 가지 물건을 나열하고 그 물건들의 위치를 어느 정도 정확하게 재현할 수 있는지를 보는 일종의 기억력 테스트이다. 그 결과 여성이 남성보다 더 위치를 정확하게 기억하고 있었으며 〈그림 1-2〉와 같이 배열 능력이 뛰어남

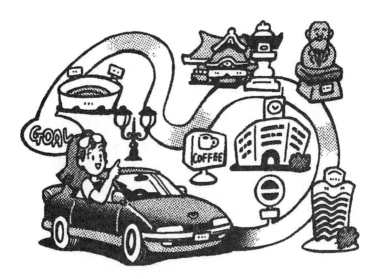

〈그림 1-2〉 여성은 착실하게 눈어림으로 확인하면서 가는 버릇이 있다

을 알 수 있었다.

만약 여러분이 남성 운전자라면 조수석에 앉은 연인이나 부인이 방문한 적이 없는 곳을 갈 때는 별로 도움이 안 되지만 한 번 방문한 적이 있는 곳을 다시 갈 때는 놀랄 정도로 더 정확하게 길을 잘 알아 감탄했던 경험이 한두 번은 있었을 것으로 생각된다. 이것이 남성과 여성의 방향 감각에 대한 차이인 것이다.

3. 공간인지 능력의 성차

2절에서 남자와 여자 사이에 방향 감각에 대한 차이가 있음을 알 수 있었다. 그러면 사람 이외의 동물에서도 수컷과 암컷 사이에 차이가 있을까?

흰쥐의 공간인지 능력을 알기 위한 미로 실험을 한 적이 있다. 그 결과 수컷이 암컷보다 더 빨리 학습하고 시행착오의 수도 적다는 사실을 알았다.

그러면 흰쥐들이 어떻게 해서 문제를 해결해 나가는지를 알아보자.

사각형의 방 안에 12개의 통로로 된 방사상의 미로를 만들고 〈그림 1-3〉 B처럼 그중 8개의 통로 앞에 먹이를 놓고 나머지 4개 앞에는 먹이를 놓지 않는다. 그리고 방사상 미로의 중앙에 흰쥐를 넣고 8개의 미로 앞에 있는 먹이를 선택하여 먹을 수 있을 때까지 반복하여 학습시킨다. 이 실험에서는 인간의 경우와 마찬가지로 수컷이 암컷보다 더 빨리 습득했다. 그러나 암컷도 곧 수컷처럼 되었다.

이번에도 흰쥐가 먹이 장소를 완전히 기억한 후에 〈그림 1-3〉 A처럼 미로 주위에 여러 가지 다른 무늬의 커튼을 늘어뜨린 상태에서 실험해 보았다.

커튼을 제거해서 〈그림 1-3〉 B처럼 하거나, 배열을 변경해서 〈그림 1-3〉 C처럼 하거나, 커튼을 그대로 두고 방의 모양을 〈그림 1-3〉 D처럼 바꾸거나, 커튼을 제거하고 방의 모양을 〈그림 1-3〉 E처럼 바꾼다. 마지막으로 커튼의 배열과 방의 모양을 바꾸는 〈그림 1-3〉 F처럼 여섯 가지 방법으로 학습 실험을 행했다.

사각형의 방을 위에서
내려다 본 것

원형의 방을 위에서
내려다 본 것

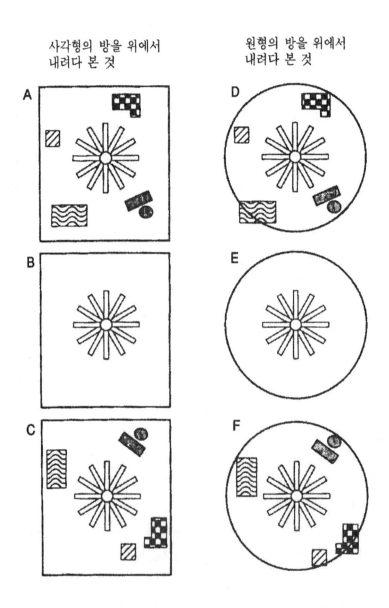

〈그림 1-3〉 지리적인 기억력(공간인지 능력)을 조사하는 미로 실험

〈그림 1-3〉 B의 방에서 학습한 흰쥐를 어느 방에 넣었을 때 가장 잘 먹이를 취하는가를 조사해 보았다. 이 실험에서 커튼의 무늬는 이정표(랜드마크)로 작용하고 방의 모양을 사각형에서 원형으로 바꾼 것은 벽까지의 거리감이나 각도 등의 기하학적 차이를 두기 위한 것이었다.

그 결과 수컷 흰쥐는 〈그림 1-3〉 B나 C에서처럼 이정표를 제거하거나 배열을 바꾸어도 학습 결과에는 별로 영향이 없고 방의 모양(거리감)을 바꾼 〈그림 1-3〉 D~F의 경우에 영향을 받은 것으로 나타났다. 이와 같은 결과는 수컷 흰쥐는 전적으로 이정표는 이용하지 않고 기하학적인 거리나 공간인지 능력을 사용했음을 말해 주는 것이다.

한편 암컷 흰쥐는 커튼의 배열을 바꾸면 기억 능력에 큰 영향을 받지만 방의 모양에는 별로 영향을 받지 않았다. 또한 방의 불빛을 적색광으로 해서 방 모양은 보이지만 커튼을 희미하게 보이게 하면 암컷은 기억력에 큰 영향을 받았다. 이것은 암컷이 수컷보다 이정표에 영향을 더 많이 받는다는 사실을 말해 준다.

이상과 같은 실험에서 역시 수컷과 암컷 사이에는 지리적인 감각(공간인지 능력)에 성차가 있음을 알 수 있다. 수컷 흰쥐는 암컷보다 더 활발하게 움직이기 때문에 지리적인 제6감이 더 작용하는 것이 아닌가 생각된다.

또 다른 흥미 있는 실험으로 안드로겐(남성호르몬)을 태어난지 얼마 안 되는 암컷 흰쥐에 주사한 후 이 흰쥐가 성숙한 후에 같은 미로 실험을 해본 결과 수컷과 같은 기하학적 인지 능력을 나타냈다는 사실을 알게 되었다. 이와 반대로 출생한 그 날에 수컷 흰쥐 새끼의 정소를 제거(거세)하여 안드로겐(남성호르몬)의 분비원을 떼어 버리면 이번에는 유전적으로 수컷이지만 무늬(랜드마크)에 영향을 받는 암컷형의 학습 행동을 보이게 되었다.

이것은 공간인지 능력의 자웅 성차는 안드로겐에 의해서도 나타날 수 있음을 보여 주는 증거이다. 뇌의 성분화에 안드로겐이 많은 영향을 미쳐 행동에도 뚜렷한 성차를 보이는 것은 출생 전후에 안드로겐이 작용하기 때문이다. 그런 의미에서 방향 감각이나 공간 감각에 남녀의 차이가 있는 것은 Y염색체 때문이라는 사실 이외에 출생 전 안드로겐의 뇌에 대한 작용이 더욱 성차를 증폭시키고 있기 때문인지도 모른다.

4. 성생활의 방향 감각

앞의 3절에서 흰쥐 수컷과 암컷의 공간인지 능력이 다르다는 사실을 알았다. 그러나 이와 같은 차이가 실제로 흰쥐의 어떤 행동에 유리하게 작용하는지를 밝히지 않았다. 그러므로 이 절에서는 야생에 살고 있는 동물을 예로 들어 특정한 행동 뒤에 어떠한 유전적 형질의 자웅 차가 있는지를 알아보기로 하자.

동물 중에는 자기의 영역 안에서 많은 암컷(일부다처)과 교미할 수 있는 종류가 있고 또 한 마리의 암컷(일부일처)과만 교미할 수 있는 종류가 있다. 이와 같이 두 가지 유형의 행동 범위를 그림으로 표시하면 〈그림 1-4〉와 같이 된다. 일부일처로 행동하는 종류는 수컷과 암컷이 거의 같은 영역 안에서 행동한다.

그러나 수컷 한 마리가 여러 마리의 암컷과 교미 하는 일부다처제인 유형에서는 〈그림 1-4〉 우측에서와 같이 암컷의 영역은

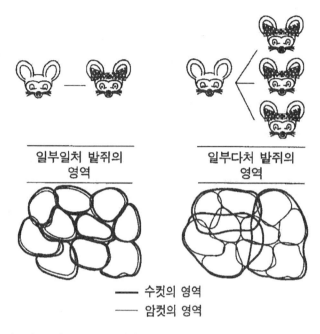

일부일처 밭쥐의
영역

일부다처 밭쥐의
영역

── 수컷의 영역
── 암컷의 영역

〈그림 1-4〉 일부일처 밭쥐와 일부다처 밭쥐의 생활 영역의 차이

일부일처의 경우와 거의 같지만 수컷의 영역은 훨씬 넓다. 왜냐하면 많은 암컷과 만나는 과정에서 교미할 수 있는 기회를 만들지 않으면 안 되기 때문이다. 말하자면 방향 감각에 착오 없이 넓은 범위를 이동해가야 하는 능력을 갖는 일이 수컷으로서는 큰 장점일 수밖에 없다. 수컷이 생식 본능을 달성하기 위해서도 방향이나 위치를 감지할 수 있는 능력이 뛰어나야 함은 물론이다.

  피츠버그대학의 고오린 등은 밭쥐 종류 중에서 일부일처로 사는 대평원 밭쥐와 일부다처로 사는 펜실베이니아 밭쥐 등 두 종류의 밭쥐에 대한 미로 실험을 통해 공간인지 능력을 알아보았다. 그 결과 일부일처의 대평원 밭쥐는 일부다처의 펜실베이니아 밭쥐보다 수컷의 공간인지 능력이 떨어지는 사실을 발견했다.

　이상의 실험에서 행동 범위를 넓혀 암컷과 교미해야 되는 펜실베이니아 밭쥐가 방향 감각이 뛰어나다고 하는 것은 생물학적으로 매우 유리한 적응 현상이라고 생각된다. 펜실베이니아 밭쥐 수컷의 해마(海馬)(공간인지 능력과 관계되는 뇌 부위)는 암컷보다 훨씬 크지만, 일부일처의 대평원 밭쥐에서는 별로 큰 차이를 볼 수 없다. 이것은 행동의 적응이 뇌의 하드웨어 차이와도 밀접한 관계가 있다는 사실을 나타내는 것으로 매우 흥미 있는 일이다.

2장

사람을 남성으로 만드는 것은 무엇인가

– 정소결정유전자의 발견

1. Y염색체가 중요한 이유

남자와 여자의 뇌 구조가 얼마나 다르고 또 그것 때문에 사고 방식과 행동이 어떻게 다르게 나타나는지를 파헤쳐 보는 것이 이 책을 쓴 목적이다. 우선 남성과 여성의 성이 어떻게 결정되었는지를 알아보자.

성염색체의 조합에 있어서 XX가 여성이고 XY가 남성이라는 사실은 누구나 알고 있다. 그러나 어째서 XY의 조합이 되면 남성이 되는지 그 이유를 올바르게 이해하고 그 정체를 밝힌 것은 극히 최근의 일이다.

세포 분열이 될 때 먼저 핵막이 없어지면서 46개(사람)의 염색체가 나타난다〈그림 2-1〉. 이때 이 46개 중 44개(22쌍)는 크기나 모양이 같은 두 개의 염색체가 쌍을 이루고 있다. 이 22쌍의 염색체는 길이가 긴 순서대로 1번에서 22번까지 번호가 붙어 있어서 이것을 상염색체라고 한다. 번호가 없는 한 쌍의 염색체를 성염색체라고 하는데 여성은 X염색체를 두 개 갖고 있으며 남성은 X염색체와 Y염색체를 하나씩 갖고 있다.

수정이 일어날 때 난자와 정자 모두 감수 분열 또는 성숙 분열(46개의 염색체가 23개로 반감되는 분열)을 통해 두 개의 세포가 된다.

따라서 Y염색체를 가진 정자와 X염색체를 가진 난자가 수정되면 XY염색체를 갖는 남자가 되고, X염색체를 가진 정자와 X염색체를 가진 난자가 수정되면 XX염색체를 갖는 여자가 된다.

그런데 매우 드문 일이긴 하지만 성염색체의 조합이 XY로 되어 있는 여성이 있는가 하면 XX인 남성이 있다. 그러나 XY여

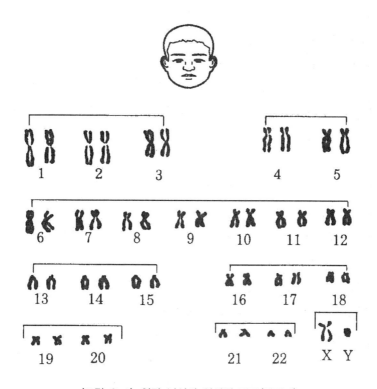

〈그림 2-1〉 인간 남성의 염색체 지도(덴버계)

성의 경우 정상적인 여성 생식기관을 갖추고 있기 때문에 아기를 낳을 수 있으며 XX남성도 정소를 갖춘 정상적인 남성이다.

이상과 같은 사실에서 남자로 태어나기 위해서는 Y염색체가 필요하다는 것을 알 수 있다. 다만 존재하는 것만으로는 남성이 될 수 없고 Y염색체 어딘가에 남성으로 만드는 요소가 있음을 알게 되었다. 만약 그 요소가 결여되는 경우 Y염색체가 있더라도 남성이 될 수 없고 여성이 되고 만다. 당연히 Y염색체 속에 정소를 만드는 유전자가 함유되어 있을 것으로 많은 학자들은 생각해 온 것이다. 그러므로 XX남성에게는 그 요소(유전자)가 X 염색체 또는 어떤 상염색체 속에 함유되어 있어서 그 유전자의 작용에 의해서 남성으로 표현되었다고 생각하게 된 것이다. 따라서 남성으로 만드는 그 유전자의 정체는 무엇인가를 밝히는 것이 많은 생물학자들의 관심의 대상이 되어 왔다.

2. 남성으로 만드는 유전자

남성이 되기 위해서는 Y염색체가 필요한 것은 사실이다. Y염색체에는 〈그림 2-2〉처럼 짧은 팔과 긴 팔로 되어 있으며 그 사이에 동원체라고 하는 구조가 끼어 있다.

남성을 만드는 유전자(정소결정유전자)가 Y염색체의 짧은 팔에 있다는 사실은 1966년에 발견되었다.

그 후 이식항원의 한 종류인 조직적합항원(줄여서 H-Y항원)이 정소 형성을 지배한다는 사실이 알려지게 되었다. 이 사실은 근친 교배를 시킨 쥐의 피부 이식 실험에서 우연히 발견한 것인데 수컷으로부터 암컷에게 이식된 피부 소편이 거절되는 현상에서 수컷에게 특이하게 발현되는 세포표면 단백질이 있다는 사실이 판명되어 이것을 H-Y항원이라고 부르기 시작했다. 이 항원은 쥐뿐만 아니라 포유류 전반의 수컷에게서 발현되고 암컷에게서는 발현되지 않으며 H-Y항원을 발현시키는 유전자는 Y염색체의 짧은 팔에 있다는 사실이 판명되기에 이르렀다.

또한 그 후 소에서 장차 암컷이 되어야 할 염색체 조합(XX)을 가진 세포로 된 배자의 미분화 생식선을 배양하면서, 그곳에

H-Y항원을 작용시키면 정소의 특유한 정세관 구조가 형성된다는 사실에서 H-Y항원만이 정소를 유도해낼 수 있는 물질이라고 생각했던 적도 있었다. 그러나 정소를 가진 쥐에서 H-Y항원이 발현되지 않은 수컷이 존재하는 사실 등 이 가설과 일치하지 않는 사실이 속속 발견됨으로써 소에 관한 이 가설은 환영을 받지 못하게 되었다.

1980년대에 들어와 분자생물학이 발전하면서 Y염색체의 짧은 팔의 말단부는 X염색체의 짧은 팔의 말단부와 서로 상동(相同)히는 부분이 있다는 사실이 판명되었다. 정자 형성의 감수 분열 시 이 상동 부분은 서로 대합하여 X염색체와 Y염색체 사이에 1회의 교차(交叉)가 일어나는데 만약 이와 같이 X염색체와 Y염색체 사이의 교차에 의해서 유전자가 교환되는 부분에 정소결정유전자가 있다면 그 유전자는 Y염색체로부터 X염색체로 이동했다가 다시 복귀하게 되기 때문에 결국 성의 결정이 규칙적으로 일어나지 않게 된다. 따라서 이 부분에는 정소결정유전자는 포함되어 있지 않은 것으로 생각해 왔다. 이 X염색체와 Y염색체에서 서로 상동되는 부분을 위상염색체영역(PAR)이라고 부른다. 그러므로 우리가 찾는 정소결정유전자는 Y염색체의 짧은 팔에 있는 위상염색체영역(PAR)의 밖에 존재할 것으로 생각하기에 이르렀다.

1987년 정소결정유전자의 후보로 ZFY라고 하는 유전자를 발견했다. 이 유전자는 위상염색체영역의 바로 가까이에 위치하고 있지만 ZFY와 상동하는 부분이 사람의 X염색체에 있으며, 또 XX남성은 ZFY를 가지고 있어야 하는데도 그것을 갖고 있지 않고 대신 Y염색체에서 유래되는 또 다른 DNA 구조를 보유하고

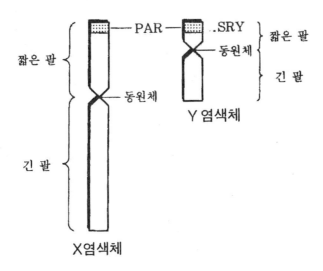

〈그림 2-2〉 X염색체와 Y염색체의 짧은 팔과 긴 팔

있는 사실 등에서 ZFY도 정소결정유전자가 될 수 없다고 생각
하게 되었다.

　최근에 새로운 학설이 등장했다. 이것은 XY여성의 Y염색체의
DNA와 정상 Y염색체의 DNA를 자세히 비교해 본 결과 발견하
게 된 학설이다. XY여성의 Y염색체에는 DNA 부분이 결여된
곳이 두 군데 있는데 그중 하나가 ZFY이고, 다른 하나는 ZFY
보다 더 위상염색체영역에 가까운 곳에 위치하고 있었다. 이 좁
은 부분으로부터 한 개의 유전자 DNA를 추출하는 데 성공함으
로써 이 유전자를 SRY라고 명명했다. 이 말은 Y염색체의 성결
정영역이라는 의미이다. SRY는 지금까지의 연구 결과 모든 XX
남성에는 존재하지만 XY여성에는 결여되어 있는 것으로 판명되
었다. 물론 정상의 남성은 이 SRY유전자를 갖고 있다. 결국

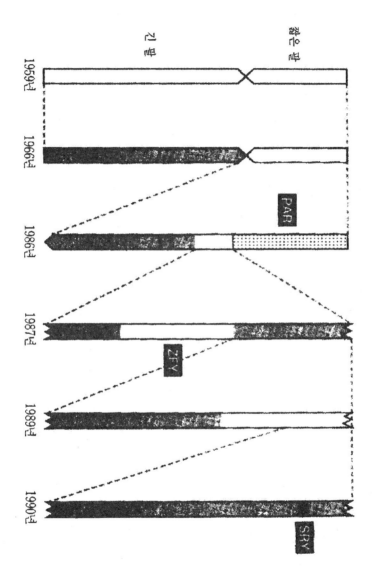

〈그림 2-3〉 Y염색체 위에 있는 정소결정유전자 SRY를 발견해 온 과정

1990년에 이르러 비로소 정소결정유전자가 SRY에 있다는 결론
에 도달하게 된 것이다.

3. Sry에 의해서 암컷으로부터 수컷이 된다

사람의 SRY유전자와 같이 쥐의 Y염색체에도 거의 같은 위치
에서 정소결정유전자 Sry(쥐의 경우 R과 Y를 소문자로 쓴다)가
발견되었다. 이 Sry유전자를 쥐의 태생기에서 생식선을 결정하
는 시기에 조사해 보면 정소에 특이하게 발현된다는 사실을 알
수 있다. 또한 이것과 상동한 것이 토끼, 호랑이 등 각종 포유동
물의 수컷 DNA에 존재한다는 사실도 확인되었다.

지금까지 서술한 SRY에 관한 이야기는 XX남성이라든가 XY
여성의 경우 SRY의 유무에 따른 추론이며 다분히 간접적인 결
과인 것이다. 실제로 SRY유전자의 DNA를 추출했다고 하더라도
그것이 정말 정소를 발생시켜 남성이 되게 하는지는 아직 완전
히 증명되지 않았다.

그렇게 다음과 같은 실험 〈그림 2-4〉이 행해졌다. 사람에 대
해서 실험할 수 없기 때문에 쥐를 사용한 것이다. 우선 Sry를
함유한 DNA를 추출하여 그것을 체외 수정된 수정란에 매우 가
는 유리관을 사용하여 주입한 다음, 미리 난포호르몬(에스트로
겐)과 황체호르몬(프로게스테론)을 투여하여 자궁내막이 착상하
기 쉬운 상태로 된 쥐의 자궁 속에 주입하여 착상시킨다.

이 실험에서는 DNA를 주입한 시점에서 수정란의 성염색체의
조합(암컷 또는 수컷)은 구별할 수 없기 때문에 XX수정란에 Sry

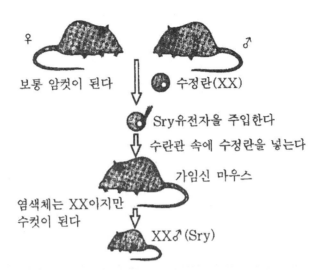

보통 암컷이 된다

수정란(XX)

Sry유전자을 주입한다

수란관 속에 수정란을 넣는다

가임신 마우스

염색체는 XX이지만
수컷이 된다

XX♂(Sry)

〈그림 2-4〉 Sry유전자는 암컷을 수컷으로 만들까?

유전자가 이입(移入)된 사실이 확인되었으며 그중 3마리가 수컷이 되었고 나머지 8마리가 암컷이 되었다. 여기서 성공률이 낮은 것이 문제이기는 하지만 Sry유전자를 이입시킨 쥐(11마리)에서 웅성화되지 않은 개체(8마리) 중에는 Sry유전자를 함유하는 세포와 함유하지 않은 세포가 혼합된 모자이크 개체가 많았다고 한다.

그러나 적어도 3마리가 Sry유전자 이입에 의해서 웅성화되었다고 하는 사실은 Sry유전자가 성결정유전자일 가능성을 보여준 실험이라고 할 수 있다. 앞으로 더욱더 발전되고 개량된 기술에 의해서 더 높은 확률의 웅성화를 얻을 수 있으리라고 생각한다.

Sry를 이입해서 웅성화시킨 XX쥐는 외주 생식기뿐만 아니라 성행동도 수컷처럼 하는 것을 알 수 있었다. 출생 후 6주에 암

컷과 같은 사육장에 넣어두면 수컷이 하는 성교 행동을 보이면
서 교미한다.

이 XX쥐의 정소를 관찰해 보면 안드로겐(남성호르몬)을 분비
하는 간질세포(라이디히세포)가 정상적으로 분화되고 안드로겐도
정상적으로 분비되고 있었다. 그러나 정자 형성은 잘 진행되지
않았다. 그 원인 중의 하나는 X염색체가 두 개 존재하여 XXY
의 조합을 이루는 클라인펠터 증후군(Kleinfelter's Syndrome)에
서는 정자 형성이 장애를 받으며 또한 Sry유전자 이외에 정자
형성에 관여하는 유전자가 Y염색체상에 또 존재하기 때문이 아
닌가 싶다. 말하자면 Sry를 이입한 XX쥐가 이 유전자를 갖고
있지 않기 때문이 아닐까 생각된다. 이와 같은 점을 고려해 본
다면 Sry에는 암컷을 수컷으로 만드는 작용이 있다고 할 수 있
다.

4. Y염색체의 유전자 지도

Y염색체 속에는 정소결정유전자 이외에는 별 중요한 유전자가 없는 것으로 알려져 있었으나 최근 분자생물학적 연구 결과에 의하면 여러 가지 중요한 유전자가 많이 함유되어 있다는 사실이 알려졌다.

SRY유전자 이외에 ZFY라든가 H-Y항원유전자가 위상염색체 영역(PAR) 부근에 분포되어 있는 것은 이미 서술한 바 있다.

동원체에 가까운 짧은 팔 부위에서부터 긴 팔 부위에 걸쳐 존재하는 유전자를 보면, 치아(이빨)의 에나멜질 형성을 조절하는 아멜로게닌유전자, 치아의 크기를 조절하는 유전자, 신장(키)을 조절하는 유전자, 정자 형성이나 성숙을 조절하는 유전자, 성서 종양에 관계되는 유전자, 성장인자의 수용체(리셉터)를 조절하는 유전자, 태아의 체내 수분량을 조절하는 유전자, 동작성 IQ를 조절하는 유전자, 지문을 조절하는 유전자 등이 발견되었으며 앞으로도 더 많은 유전자가 발견될 것으로 생각된다.

정자 형성을 조절하는 유전자는 SRY와 협조적으로 작용하여 정소 기능을 정상적으로 유지하는 데 중요하다. 신장을 조절하는 유전자는 남자가 여자보다 신체가 더 크다는 사실을 설명하기 위해서도 주목해야 할 유전자로 생각된다. 또한 동작성 IQ를 조절하는 유전자 역시 남성이 여성에 비해 공간인지 능력이 뛰어나다는 학설을 뒷받침하는 것이므로 중요하게 다루어야 할 과제이다. 치아의 크기를 조절하는 유전하는 치아가 확실히 인류의 선조로부터 이어받은 공격 무기라는 점에서 흥미 있는 유전자라고 생각된다.

이렇게 생각해 보면 크기는 제일 작지만 Y염색체 속에는
SRY유전자뿐만 아니라 남성다움을 만드는 유전자가 상당히 많
이 존재하고 있음을 알 수 있다.

5. 성분화에서 SRY의 역할

SRY가 정소결정유전자이기는 하지만 그것만으로 곧 남성이
되는 것은 아니다. 사람의 경우 임신 6주까지는 유전적으로 여
성이든 남성이든 간에 생식선의 원기(原基)는 아직 형성되지 않
는다. 남성의 생식선 원기는 SRY유전자가 작용하거나 SRY유전
자에 의해 만들어진 물질에 의해서 분화되고 난소가 될 부분은
퇴화된다. 만약 SRY유전자의 작용이 없으면 정소가 될 부분은
퇴화되고 난소가 반대로 그대로 발육하게 되는 것이다.

생식선 이외 내부 생식기의 원기도 임신 6~7주까지는 남녀의
차이가 없다. 뮐러(Muller)관이 형성되어 난관, 자궁, 질 등의
기관으로 분화하고 볼프(Wolf)관은 부정소(정소상체)나 정관, 정
낭 등으로 분화된다. 그렇기 때문에 이 시기에는 남자 태아라도
여성 생식기를 갖고 있으며, 여자 태아도 남성 생식기를 갖고
있다.

이 두 가지 선택 중에서 한 가지를 택하게 만드는 것은 정소
로부터 분비되는 두 종류의 호르몬이다. SRY유전자가 작용하여
정소로 분화되면 정소 속에는 정자 형성을 하는 정세관과 안드
로겐(남성호르몬)을 분비하는 라이디히세포가 발생한다.

태아 정소의 라이디히세포에서는 임신 8주경부터 안드로겐이

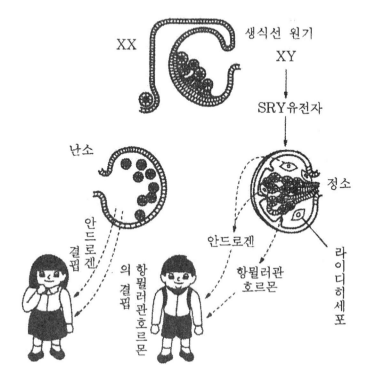

〈그림 2-5〉 남녀 생식기관의 발달 과정

분비되어 볼프관을 발달시켜 남성 생식기를 완성하게 된다. 또한 가지 호르몬은 정세관 내에 있는 정자형성세포를 지지해 주는 세르톨리(Sertolli)세포가 분비하는 호르몬으로서 일명 항뮐러관호르몬이라고도 한다. 이 호르몬은 뮐러관을 퇴화시키고 소실되도록 한다. 따라서 남성에 자궁이 없는 이유는 태아 시기에 정소에서 이 항뮐러관호르몬이 많이 분비되었기 때문이다.

한편 여자 태아의 경우 난소에서는 이 두 종류의 호르몬이 분비되지 않기 때문에 볼프관은 퇴화하고 뮐러관은 계속 발달하게 되는 것이다.

이상의 사실에서 본다면 난소 형성을 적극적으로 유발하는 유전자는 없고 SRY유전자만이 그 유무에 따라 정소 아니면 난소를 결정하게 된다는 것을 알 수 있다. 그 후에는 SRY유전자의 지령이 호르몬으로 번역되어 작용할 수 있게 되는 것이다. 결론적으로 여성은 SRY유전자의 작용이나 안드로겐과 항뮐러관호르몬의 작용을 받지 않더라도 자동적으로 형성될 수 있는 것이므로, 그런 의미에서 본다면 여성이 남성보다 더 먼저 형성(창조)된 기본형이라고도 할 수 있다.

3장
어린이 놀이에서 발견되는 남녀 차이
- 남자다움과 여자다움의 출발점

1. 남자 어린이와 여자 어린이의 놀이

남자 어린이와 여자 어린이가 노는 것을 자세히 보면 여러 가지 큰 차이가 있음을 알 수 있다. 놀이의 종류도 남자 어린이가 좋아하는 놀이와 여자 어린이가 좋아하는 놀이가 확실히 구분된다. 필자의 어린 시절을 돌이켜 봐도 학교에서 돌아와 책가방을 책상 위에 놓고 골목길에 나가 친구들을 만나게 되면 전쟁놀이나 딱지치기, 팽이치기, 구슬치기 등을 하면서 놀던 생각이 난다. 여름이 되면 포충망을 들고 잠자리를 잡으려고 하루 종일 들과 산으로 멀리까지 뛰어다니곤 했다.

한편 여자 어린이들은 인형놀이나 엄마놀이, 줄넘기 등 소꿉장난을 집안에서 했던 것으로 기억한다. 요즈음에는 방과 후 집 근처에서 남자 어린이들이 무리를 지어 노는 것을 보기가 드물지만, 남자 어린이와 여자 어린이의 놀이 종류는 동서고금을 막론하고 확실히 차이가 있는 것은 사실이다.

보통 노는 방법에 있어서 남녀 차이는 생후 12개월경부터 나타난다고 한다. 남자 어린이는 자동차나 비행기, 총을 가지고 놀고 여자 어린이는 인형을 좋아한다. 이와 같은 경향은 유아기 동안에는 변하지 않는다. 남자 어린이는 여자 어린이보다 맹목적이고 난폭한 행동을 좋아하고 씨름이나 레슬링과 같이 신체를 접촉하면서 대결하는 놀이를 즐겨한다.

이와 같이 남녀에 차이가 생기는 것은 어째서일까? 그 배경에는 물론 가정교육을 포함해서 사회적인 그리고 문화적인 배경이 있지만 그보다도 어린이 행동 양식은 성(性)적 역할이 좌우하는 것으로 생각된다. 이는 출생 후 부모나 가정, 유치원과 학교에서

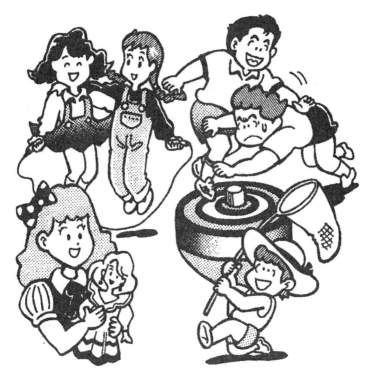

〈그림 3-1〉 남자 어린이의 놀이, 여자 어린이의 놀이

남녀의 성에 관한 가치관이 달라지기 시작했기 때문이다. 이것은 다분히 심리적인 요인에 기인하는 것이기도 하다. 그러나 성장하면서 남자다움과 여자다움의 성 역할을 완전히 하게 되면 생물학적인 요소가 더 관여하게 되는 것은 확실하다.

2. 새끼 원숭이 놀이의 성차와 안드로겐

새끼 원숭이들이 노는 행동을 자세히 관찰해 보면, 분명히 암컷과 수컷에 차이가 있는 것을 알 수 있다. 수컷 새끼 원숭이는 암컷 새끼 원숭이보다 더 활발하고 난폭하게 놀고, 공격적이며 위협하는 행동을 한다. 씨름하거나 레슬링을 하는 듯한 몸짓의 횟수가 암컷 새끼 원숭이에 비해서 훨씬 많다. 반면에 암컷 새끼 원숭이는 자기보다 더 어린 새끼 원숭이만을 상대하여 어미 원숭이와 같이 일종의 소꿉장난과 같은 행동을 한다.

새끼 원숭이들은 새끼 원숭이들끼리 무리를 지어 놀 때가 많다. 이와 같은 새끼 원숭이들의 놀이를 대략 수컷형과 암컷형으로 나누어 보면 거의 인간 어린이 놀이의 성차와 비슷한 것을 알 수 있다.

미국 위스콘신대학의 로버트 W. 고이 교수 등의 연구에 의하면, 임신 중인 붉은털원숭이에게 안드로겐(남성호르몬)을 주사하면 태어난 암컷 새끼 원숭이의 행동이 수컷형으로 변한다고 한다.

이것은 새끼 원숭이의 행동이 후천적인 것이 아니라 선천적이라는 사실을 시사해 주고 있다.

그러나 여기에서 주목해야 할 것은 선천적이라고는 하지만 놀이의 유형이 자웅 모두 유전적으로 결정되어 있는 것이 아니라는 사실이다. 호르몬 주사에 의해서 새끼 원숭이의 행동이 성전환된 것은 임신 중 어미 원숭이에 주사된 안드로겐이 태반을 통해서 태아에게 직접 영향을 미친 결과 때문이라고 생각된다.

다시 말하면 안드로겐이 뇌에 작용하여 새끼 원숭이 놀이의 행동 유형을 바꾸어 놓은 것이다. 새끼 수컷의 경우는 태아기

실험군	새끼 원숭이의 놀이 유형
정상 암컷	암컷형
신생기에 안드로겐을 주입한 암컷	암컷형
태생기에 안드로겐을 주입한 암컷	수컷형
정상 수컷	수컷형

〈표 3-1〉 붉은털원숭이 새끼의 놀이 유형과 안드로겐의 영향(로버트 W. 고이)

때 자기 자신의 정소에서 안드로겐이 분비되므로 외부에서 안드로겐을 주사하지 않더라도 자연히 수컷형으로 태어나는 것이다.

이 실험에서 이 새끼 원숭이 놀이의 성차를 결정하는 요인은 안드로겐이라고 하는 생물학적인 호르몬이다. 그러면 이 안드로겐이라고 하는 호르몬은 과연 무엇인가?

3. 부신피질의 이상과 안드로겐

이와 같은 실험을 인간에게 시행하는 것은 윤리적으로 용납되지 않는 일이다. 그러므로 원숭이의 경우와 인간의 경우가 일치할지는 확실히 알 수 없다.

사람에게는 선천성 부신과다형성증이라고 하는 병이 알려져 있는데 이것은 유전적으로 부신피질호르몬을 합성하는 효소가 생산되지 않는 질병이다. 부신피질에서 코티솔이나 알도스테론과 같은 호르몬과 함께 안드로겐도 합성된다. 그런데 이 병에 걸리면 부신피질 호르몬은 합성되지 않고 대신 안드로겐만 합성되어 대량 분비되는 것이다.

태아 시기에 이 부신과다형성증에 걸리면 출생 전부터 대량의 안드로겐이 태아의 뇌에 작용하는데 만약 여자 태아인 경우 안드로겐을 태아기에 대량 주사한 것과 같은 효과를 일으키게 되는 셈이다.

이와는 반대로 프레이더(Prader)병은 콜레스테롤의 측쇄를 절단하는 효소가 없기 때문에 생기는 병이다. 부신피질호르몬이나 성호르몬과 같은 스테로이드호르몬이 합성되는 과정은 콜레스테롤로부터 출발한다. 콜레스테롤의 측쇄가 절단되는 과정이 스테로이드호르몬 합성의 제1단계이다. 따라서 이 효소가 결손되면 부신피질호르몬뿐만 아니라 안드로겐도 합성되지 않는다. 또한 이 효소는 정소나 난소에서도 중요한 역할을 하기 때문에 이 효소가 없으면 정소에서 안드로겐이 합성되지 않고 난소에서도 프로게스테론이나 에스트로겐이 합성되지 않는다.

이 병이 남자 태아에게 발병되면 안드로겐이 결여된 상태가 되어 외부 생식기가 완전히 여성형으로 변형된 채로 태어나게 된다.

이와 같이 부신피질이나 정소의 효소가 불행하게도 결손되는 경우는 어떤 의미에서는 자연이 만들어 낸 호르몬 실험의 예라고도 할 수 있다. 이 두 가지 병은 적절한 진단을 받고 치료하면 생명에는 지장이 없고, 대부분의 경우 호르몬을 보충해 주면 정상인에 가까운 상태를 유지할 수 있다.

4. 어린이 놀이의 성차는 선천적인 것인가

그렇다면 어린이 놀이의 유형도 새끼 원숭이의 경우처럼 안드로겐을 인공적으로 투여하면 변화시킬 수 있다는 것인가? 부신과다형성증에 걸린 여자 태아가 흥미롭다. 실제로 정상 여아에 비해서 선천성 부신과다형성증에 걸렸던 여아는 훨씬 '말괄량이'가 많고 놀이 상대로 남자애를 더 좋아하며 집 밖에서 놀기를 좋아하고 '소꿉놀이'와 같이 집 안에서 할 수 있는 놀이는 별로 좋아하지 않는다. 그리고 성격도 공격적일 때가 많다고 한다.

카나자와대학의 의학부 사토오 교수 등은 태아기의 안드로겐 분비가 출생 후 어린이의 행동에 미치는 영향에 대해서 상세히 조사한 바 있다.

NHK 방송국에서 작성한 행동 평가 기준과 어린이 조사연구소가 집계한 자료에 의하면, 남자 어린이와 여자 어린이가 좋아하는 놀이나 장난감을 보면 남성형에는 괴수, 로봇, 전차, 자동차, 미니카, 권총, 장총, 벌레 잡기, 고기 잡기 등이 있으며, 여성형에는 그림 그리기, 줄넘기, 색종이 접기, 인형놀이, 바느질, 소꿉놀이 등이 포함된다. 아동기의 남성형에는 야구, 축구, 프라모델(플라스틱 조각 끼워 맞추기), 낚시질 등이 있으며 여성형에는 그림 그리기, 터치볼, 배구, 고무줄넘기, 줄넘기, 수예, 요리, 바느질, 인형놀이 등이 포함된다.

부신과당형성증에 걸린 11명의 여아 중 9명이 유년기에 남성형을 나타내었으나 아동기 이후에 9명 중 2명이 여성형으로 이행된 사실을 알 수 있었다.

한편 프레이더병 환자인 남자 어린이는 모두 유전적으로는 남

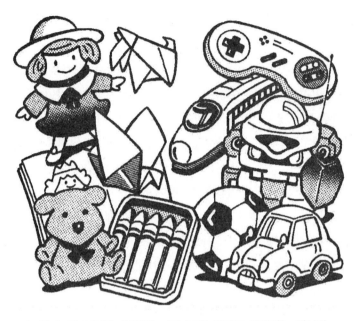

〈그림 3-2〉 남자가 좋아하는 장난감과 여자가 좋아하는 장난감

자이지만 출생 시에 여자로 판정되어 여성으로 성장했고 유년기
와 아동기에 있어서도 여성형의 행동을 보였다.

이 두 가지 예의 결과를 보면 태아기의 안드로겐 분비 여부가
유년기와 아동기의 행동에 크게 영향을 미치는 것임을 알 수 있
다. 그러나 부신과다형성증인 여자아이의 경우도 일단 성장하게
되면 사회적으로는 정성 여성으로서 훌륭하게 적응해 나가고 있
는 것으로 알려져 있다. 이 조사에서 아동기에 들어와 놀이의
유형이 남성형에서 여성형으로 이행된 것은 한 여성이 적응해
가는 예라고 볼 수 있으므로 유년기의 놀이와 장난감의 성차는
적어도 인간에게는 절대적인 것이 아니라고 생각된다.

5. 남녀가 좋아하는 장난감과 안드로겐

캘리포니아대학(UCLA)의 메리사 하인즈 박사는 부신과다형성증에 걸린 여자 어린이에게서 출생 시 외부 생식기가 남자의 성기처럼 되어 있음을 발견했다. 외부 생식기를 수술해 준 후에도 어머니는 무엇인가 선입관으로 남아 자기가 남성화된 것을 느끼고 있음을 비디오 촬영을 통해서 알 수 있다고 했다.

세 살에서 여덟 살까지의 건강한 남자 어린이와 여자 어린이 그리고 부신과다형성증에 걸린 여자 어린이를 모두 함께 놀이방에서 자유롭게 놀도록 했다. 남자 어린이의 장난감으로는 자동차, 트럭, 프라모델 등을 준비했고, 여자 어린이의 장난감으로는 소꿉장난용 접시, 인형 옷 입히기 등을 준비했고, 중립적인 것으로는 책과 게임판을 준비했다. 이 모든 장난감을 자유롭게 가지고 놀 수 있게 한 후 각각의 장난감을 갖고 노는 시간을 분석했다.

그 결과 정상 남자 어린이는 정상 여자 어린이보다 남자용 장난감을 갖고 노는 시간이 길었고, 여자용 장난감은 정상 여자 어린이 쪽이 더 길었다. 책과 게임판으로 갖고 논 시간은 남녀 간에 별 차이가 없었다.

그런데 부신과다형성증에 걸린 여자 어린이의 경우는 남자용 장난감을 더 좋아하는 것으로 나타났다. 예를 들면 차를 갖고 노는 시간이 남자와 비슷하여 정상 여자 어린이보다 길었다.

부모는 부신과다형성증에 걸린 여자 어린이에게 정상 여자 어린이의 장난감을 좋아하도록 당연히 권했을 것이라는 생각이 들지만 하인즈 박사의 실험 결과는 역시 이 어린이가 출생 전에 분비된 안드로겐에 의해서 남성형으로 변형되었음을 암시해 주고 있다고 본다.

따라서 유년기 어린이의 놀이 유형은 태어난 후에 받은 사회적 및 문화적인 영향뿐만 아니라 출생 전 호르몬의 영향도 받았음을 확실히 알 수 있다.

태어나는 시점에서 인간은 누구나 남녀의 외부 생식기의 차이뿐만 아니라 뇌도 엷은 청색, 심홍색과 같은 대조적인 색깔로 나누어져 분화되기 때문에 부모는 남자 어린이는 남자 어린이대로 여자 어린이는 여자 어린이대로의 규범에 따라 각각 양육해 가고자 하므로 이 색깔은 더욱 짙게 채색되는 것이다.

6. 호르몬이 뇌 기능을 좌우한다

지금까지 어린이 놀이의 유형과 태아기에 분비되는 안드로겐 이야기를 했다. 이 절에서는 뇌의 분화는 남자와 여자에게 어떻게 다른가를 간단히 이야기해 보기로 하자. 이에 관한 상세한 설명은「뇌를 통해서 본 남자와 여자」(1983)라고 하는 필자의 저서에도 잘 설명되어 있다.

성행동은 그 어떤 행동보다도 가장 확실하게 성차를 보여주는 행동이다. 흰쥐의 교미 행동은 수컷은 암컷의 등 뒤로 올라타는 자세이며 암컷은 그것에 대응해서 척추를 구부려 궁둥이 부분을 올려주는 자세를 취하는 로도시스가 전형적인 것이다.

그러나 암컷 흰쥐는 성주기의 어느 때나 수컷에게 교미하도록 허락하는 것이 아니라 배란기 전후의 짧은 기간에만 로도시스를 나타낸다. 이러한 점에서 보면 성주기(난소주기와 자궁주기)의

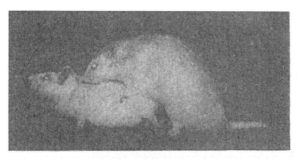

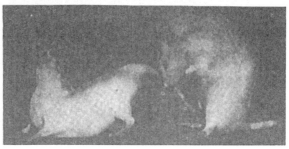

〈그림 3-3〉 흰쥐(수컷)의 올라타기 행동과 암컷의 로도시스(궁둥이
       올려주기) 행동

어느 때나 남자의 성적 요구를 받아들이는 사람의 경우와는 크게 다른 것을 알 수 있다.

흰쥐의 교미 행동은 성호르몬의 혈중농도가 높을 때만 나타난다. 따라서 난소를 적출해 버리면 난소호르몬인 에스트로겐이 분비되지 않아 로도시스를 나타내지 못한다. 그러나 충분한 에스트로겐을 주사하면 난소가 없더라도 로도시스를 나타내게 된다.

수컷의 교미 행동도 호르몬의 영향을 받기 때문에 거세(去勢)된 수컷은 올라타기 행동을 못 하지만, 안드로겐(남성호르몬)을 주사해 주면 다시 올라타기 행동을 할 수 있게 된다.

이번에는 성숙한 수컷에게 대량으로 에스트로겐(난소호르몬)을

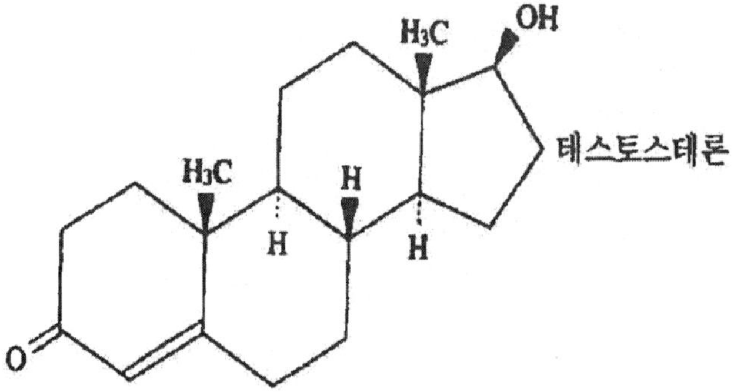

〈그림 3-4〉 정소에서 분비되는 안드로겐과 테스토스테론

주사하면 혈중에 에스트로겐이 충분히 있더라도 올라타기를 나
타내지 않고, 또한 암컷에 안드로겐을 대량 주사한 경우 로도시
스 행동은 거의 보이지 않는다.

이와 같은 실험 결과에서 보면 일단 성숙한 암수 흰쥐의 교미
행동은 이미 정형화된 것으로서 성호르몬을 주사했다고 해서 교
미 행동이 간단히 연출될 수 없음을 알 수 있다.

그런데 수컷 흰쥐의 정소를 생후 수일 이내에 적출해 버린 다
음 이 흰쥐가 성숙한 후 이 수컷에 에스트로겐을 주사하면 로도
시스를 나타낸다. 그러나 암컷 흰쥐에게 생후 일주일 이내에 안
드로겐을 주사하면 성숙한 후 이 암컷은 로도시스를 나타내지
않고 오히려 수컷의 올라타기 교미 행동을 나타낸다.

이와 같이 생후 초기에 정소를 적출하거나 안드로겐을 주사했
을 때 교미 행동의 유형이 변화될 수 있다고 하는 사실은 곧 흰
쥐의 뇌 기능이 암컷이든 수컷이든 유전적으로 이미 결정되어
있는 것이 아니라, 생후 일주일 이내에는 어느 성으로도 전환될
수 있음을 시사해 주는 것이다. 다시 말하면 뇌의 성차를 결정

하는 것은 안드로겐이라고 하는 호르몬이라는 것이다. 따라서 생후 초기에 뇌가 대량의 안드로겐에 의해서 영향을 받았는가 안 받았는가에 따라 뇌의 성이 결정되는 셈이다. 수컷의 경우는 자기의 정소로부터 분비되는 안드로겐의 작용에 의해서 웅성뇌를 갖게 되고 암컷의 경우는 난소로부터 안드로겐이 분비되지 않으므로 뇌는 그대로 발달하여 자성뇌가 되는 것이다. 호르몬의 영향을 받지 않고 형성되는 자성뇌가 어떤 의미에서는 뇌의 기본형(원형)이라고 할 수 있다.

이상과 같이 성차를 나타내는 행동 중에는 발생 과정에서 안드로겐의 영향을 받는 것이 많다. 또한 이러한 성차가 결정되는 시기도 동물에 따라 다양하다. 예를 들면 흰쥐나 생쥐처럼 임신 기간이 짧은 동물은 생후 조기에 결정되고, 기니피그나 원숭이와 같이 임신 기간이 긴 동물은 배자기에 결정된다고 한다. 인간의 경우는 실험이 불가능하기 때문에 그 시기는 알 수 없지만 임신 기간이 매우 긴 것을 고려해 본다면 역시 태아기에 결정될 것으로 추측된다. 더욱이 부신과다형성증이나 프레이더병의 증상도 역시 태아기의 시기에 발생되는 것이라고 볼 수 있다.

4장

남녀의 장점과 단점

- 공간인지 능력과 언어 능력

1. 남자와 여자는 무엇을 잘하고 무엇을 못하는가

남자와 여자의 행동은 여러 가지 점에서 차이가 있다. 이 절에서는 주로 인지 능력과 좌우 뇌의 기능적 분화(측성화), 즉 어떤 기능이 왼쪽 또는 오른쪽 뇌에 집중되는지에 대하여 서술하기로 한다.

일반적으로 공간인지 능력은 남성이 뛰어나고, 언어 능력은 여성이 뛰어나다고 한다.

캐나다의 웨스턴온타리오대학의 기무라 박사는 여성이 남성보다 지각(감각) 속도가 더 빠르다고 했다. 〈그림 4-1〉에서와 같이 왼쪽 끝의 집과 똑같은 것이 어느 것인가 하는 순간적인 시험(지각속도 시험), 물건의 모양에 관계없이 똑같은 색의 물건을 선택하는 관념화 시험, 그리고 가감승제를 하는 시험 등에서도 여성이 남성보다 성적이 더 좋다고 한다.

그러나 남성은 〈그림 4-2〉에서와 같이 머릿속에서 물건을 회전시키면서 생각하거나 물건을 이동시키면서 생각해야 하는 시험에서는 여성보다 성적이 뛰어나다. 즉 3차원적인 구조로 된 물체가 회전되는 것을 상상해야 하는 공간회전 시험, 한 장의 종이를 접고 구멍을 뚫어 어떤 구멍이 왼쪽 그림의 구멍과 일치하는지를 물어보는 종이 접어 구멍 겹치기 시험, 복잡한 그림 속에서 감추어진 어떤 특정한 그림을 찾아내야 하는 숨은그림찾기 시험, 그리고 단순한 가감승제만을 하는 계산이 아니라 수리적인 추리력이 요구되는 수리적 추리 능력 시험에서는 남성이 단연 앞선다. 또한 어떤 표적을 겨냥하여 쏘는 운동 기교도 남성이 더 정확하다.

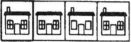

(지각속도 시험)
왼쪽 끝의 집과 똑같은 집은 어느 것인가를
순간적으로 선별한다.

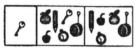

(관념화 시험)
물건의 모양이 아니라 색깔이 같은
것을 열거한다.

	Sight, Sing, Six, Sit, Skill, Smell, Smile, Scoop, School, Score, Scorn, Student, Sorry, Sore, Soul, See…
S - - -	

(언어를 유창하게 하는가의 시험)
같은 문자로 시작되는 단어를
열거한다.

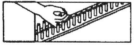

(손놀림의 정확도를 보는 시험)
작은 구멍에 작은 막대기를 많이 집어 넣는
것과 같은 손끝의 협조 운동.

73	$13 \times 3 - 19 + 53$
41	$2(17+2) + 12 - \dfrac{27}{3}$

(가감승제 시험)
더하기 빼기 곱하기 나누기.

〈그림 4-1〉 여자가 잘하는 문제 해결 시험

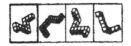

(공간회전 시험)
왼쪽 끝의 3차원적인 물체가 회전했을 때
생기는 모양을 상상한다.

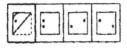

(종이 접어 구멍 겹치기 시험)
 한 장의 종이를 접을 때, 어느 종이가 왼쪽 끝
의 그림과 같이 구멍이 겹치는 가를 묻는다.

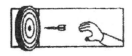

(표적을 겨누는 운동기능 시험)
과녁에 맞추거나 투사물을
유도하거나 포착한다.

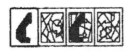

(숨은그림찾기 시험)
왼쪽 그림이 숨겨져 있는 도면을 찾는다.

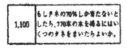

(수리적 추리 능력 시험)

〈그림 4-2〉 남자가 잘하는 문제 해결 시험

이상과 같이 여러 가지 시험 종류에 따라서는 남녀의 성차가 특히 큰 것도 있다. 예를 들면 관념화 시험의 성차보다 공간회전 시험의 성차가 크다.

그렇다면 이처럼 남자가 잘하는 것이 있고 여자가 잘하는 것이 있는 원인은 무엇일까? 그 해답은 다음 절에서 생각해 보기로 하자.

2. 공간인지 능력의 남녀 차이와 안드로겐

이미 2장 4절에서 동작성 IQ를 조절하는 유전자가 Y염색체에 있다는 사실은 설명했다. 그러므로 공간인지 능력의 성차는 다분히 이 Y염색체 속에 있는 유전자에서 기인하는 것이 틀림없다.

선천성 부신과다형성증은 태아기에 안드로겐이 과다 분비되기 때문이라는 사실은 3장에서 이미 서술했다. 이 증상을 갖고 있는 여성은 일반 여성보다 공간회전 시험의 성적이 좋다는 보고가 있다.

프레이더병과 같이 선천적으로 안드로겐이 분비되지 않는 남성은 정상 남성이라도 사춘기 이후에 정소 기능이 저하된 남성에 비해서 공간회전 시험의 성적이 더 나쁘다고 한다. 이것은 공간인지 능력에 관한 한 사춘기 이후의 안드로겐 분비 저하와는 관계없이 오히려 출생 전의 안드로겐 분비 결여 때문임을 암시해 주고 있다.

붉은털원숭이 태아의 대뇌피질(연합야)에 스테로이드 성호르몬의 수용체가 존재하며, 또 영장류의 연합야가 안드로겐에 대한 감수성이 높다는 증거가 보고되고 있으며, 사람의 좌대뇌반구의 발달을 안드로겐이 지연시켜, 결과적으로 공간인지와 관계되는 우대뇌반구를 발달시킨다는 연구 보고도 있다. 이와 같은 사실에서 공간인지 능력은 뇌 발생 과정에서 안드로겐에 의해서 증강되는 것으로 생각해도 좋을 것 같다.

3. 언어 능력의 남녀 차이

여성은 〈그림 4-1〉에 표시한 바와 같이 그림을 서로 비교해 찾거나, 같은 문자로 시작되는 단어를 찾거나, 모양에 관계없이 흰색이나 빨간색을 찾아내는 추상 능력 시험에서 좋은 성적을 보인다.

한정된 수의 단어를 사용하여 문장을 만들거나 특정한 문자로 시작되는 단어를 찾거나 한 단어로부터 연상되는 단어를 찾거나 하는 시험에서도 모두 여성이 남성보다 성적이 좋은 것을 알 수 있다.

〈표 4-1〉은 UCLA의 하이즈 박사에 의해서 행해진 단어연상 시험의 성적표이다. 표 안에 8개의 단어가 있는데 일 분 동안 각각의 단어에 대해 연상되는 동의어를 여성과 남성이 각각 말해서 얻은 숫자이다.

피검자는 대학생으로 남자가 52명, 여자가 89명이었다. 모든 단어에 있어서 여성이 남성보다 더 많은 동의어를 열거한 것을 알 수 있다. 이 남녀의 차이는 공간인지 능력에서 볼 수 있는 남녀 차이보다 훨씬 크다.

단 어	여성 (89명)	남성(52명)	P
strong	4.29±0.18	2.42±0.30	<0.001
company	4.12±0.18	2.21±0.23	<0.001
turn	3.07±0.17	1.81±0.23	<0.001
clear	3.88±0.21	1.94±0.16	<0.001
sharp	3.42±0.16	2.10±0.19	<0.001
dark	4.04±0.23	2.33±0.29	<0.001
wild	4.71±0.22	2.63±0.29	<0.001
tell	4.10±0.20	2.62±0.24	<0.001

P<0.001:99.9%의 확률에서 유의차가 있음

〈표 4-1〉 단어 연상 시험 성적의 성차(하인즈)

이 시험 성적은 부신과다형성증 환자에 대한 것은 아니지만 단순히 언어성 IQ를 조사한 성적에서 보면 부신과다형성증의 여자 어린이는 일반 여자 어린이보다도 나쁜 성적을 나타내었다고 한다. 따라서 안드로겐의 영향은 언어 능력과는 별 관계가 없는 것이 아닌가 생각된다.

언어 기능 시험 중에는 다이코틱 청취 시험이라고 하는 것이 있다. 이것은 두 개의 서로 다른 음절을 좌우 귀에 동시에 들리도록 하여 어느 쪽의 귀가 더 많은 음절을 정확하게 이해하는지를 시험하는 방법이다. 이 청취 시험에서는 남성과 여성 모두 오른쪽 귀에 들리도록 한 음절을 더 정확하게 이해했다.

이것은 청각전도로가 교차됨으로써 오른쪽 귀로 들어간 음절이 직접 언어중추가 있는 좌대뇌반구로 들어갔기 때문이라고 볼수 있다. 따라서 남성이든 여성이든 대부분의 언어 기능에 관한한 좌대뇌반구가 더 우위임을 알 수 있다. 이 방법에서 얻은 결과에 의하면 남성의 좌대뇌반구가 더 성적이 좋았다고 한다. 이것은 남성의 언어 기능이 좌대뇌반구에서 더 집중되어 일어나고있음을 나타내는 것이다.

언어 기능은 대뇌피질 중에서도 특히 신피질의 연합야에서 이루어지는 것으로서 동물에서는 볼 수 없는 극히 고차원적인 기능이다. 이 기능에서 나타나는 남녀의 차이가 호르몬에 의해서조절되고 있는지는 알 수 없는 일이다.

다만 이미 말한 것처럼 붉은털원숭이 태아와 같이 사람도 신피질의 연합야에 성호르몬 수용체가 많다고 한다면 이 성호르몬이 신피질에도 작용하여 언어 기능과 같은 고차원적인 역할에까지 영향을 미칠 수 있을 것으로 상상된다.

5장
하드웨어(뇌)의 남녀 차이

1. 남성의 뇌가 더 무거운 이유는?

예전부터 남자의 뇌가 더 무거운 이유에 대해서 많은 논의가 있어 온 것은 사실이다. 또한 남자의 뇌가 더 크고 무겁다는 사실을 근거로 여성을 경시하는 풍조가 있어 온 것도 부인할 수 없다.

그러나 19세기 후반에 와서 이 무게의 성차는 신체의 크기와 비례하는 변수이며 또 상대적인 것으로 남자가 더 우월한 것과는 별 관계가 없다는 사실이 알려지게 되었다.

남녀 사이의 신체 크기에는 큰 차이가 있다. 이 차이는 고릴라의 암수 사이의 차이만큼 크지는 않지만 어쨌든 남성이 여성보다 큰 것은 인류의 특징 중 하나라고 할 수 있다. 2장에서 서술한 바와 같이 신장을 조절하는 유전자가 Y염색체에 함유되었다고 한다면 이 성차는 당연히 사람의 유전형질의 차이가 되는 셈이다. 따라서 뇌의 무게와 신체의 크기는 상대적으로 취급해야 한다고 하는 생각은 옳은 것이다.

그러나 최근 덴마크 학자에 의해서 0세에서 18세까지의 남녀의 뇌 무게와 신장의 관계를 상세히 분석한 결과가 보고되었다. 이 보고서에 의하면 남자와 여자는 모두 2세까지는 뇌의 무게가 급격히 증가하고 그 사이에는 남녀 차이가 거의 없다. 그 후 뇌무게의 증가가 완만해 지면서 남녀 차이가 커지게 된다는 것이다.

신장이 90센티미터를 넘으면서 남녀의 차이는 눈에 띄게 커지면서 확실해진다.

이 연구 결과에서 신체의 크기와 뇌 무게를 상대적으로 생각함으로써 남녀 차가 없을 것이라는 사고방식은 잘못된 것이었다.

그러므로 남녀의 우열과는 관계없이 신체가 큰 것처럼 뇌도

〈정중시상단면〉 우대뇌반구

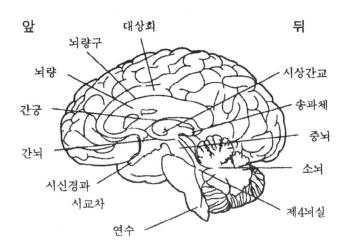

〈좌측면〉 좌대뇌반구

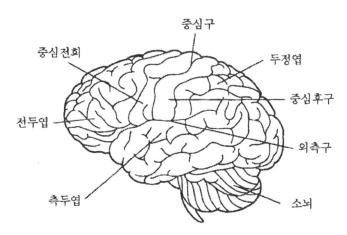

〈그림 5-1〉 사람 뇌의 구조

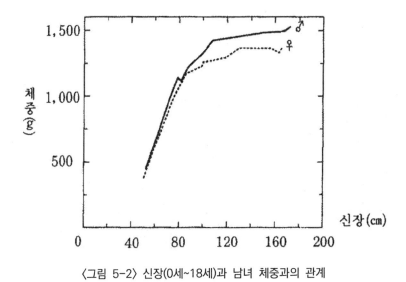

〈그림 5-2〉 신장(0세~18세)과 남녀 체중과의 관계

무겁다고 하는 남자의 형질은 부인할 수 없는 것이다.

뇌가 무겁다고 해서 반드시 지능이 뛰어나다고 할 수는 없다. 왜냐하면 세계적인 위인이나 걸출한 인물들의 뇌는 일반적인 사람의 뇌보다도 더 뇌의 무게가 가벼운 경우가 있을 뿐 아니라, 뇌 무게로만 본다면 코끼리나 고래의 뇌가 사람보다 훨씬 무겁지만 뇌 지능은 사람보다도 훨씬 뒤떨어지기 때문이다.

그러나 최근 텍사스대학 오스틴 분교의 심리학자인 윌러만 교수는 MRI(핵자기공명영상장치)를 사용하여 백인 남녀 학생의 뇌의 단층사진을 찍어 뇌의 크기(이것은 뇌의 무게가 아니라 뇌의 단면적)를 측정하고 IQ가 130 이상인 우수 집단과 평균적인 집단으로 나누어, 뇌의 단면적과 IQ와의 상관성을 조사했다.

그 결과 평균적인 IQ 집단에서는 남녀 모두 뇌의 크기와는 상관성이 거의 없었지만 남자의 우수 IQ 집단에서는 뇌의 크기와 IQ와의 상관성이 특히 높았고 연합야나 언어 기능과 공간인지 능력을 조절하는 피질 부분의 크기와도 상관성이 높은 사실을 발견했다. 그러나 여자의 높은 IQ 집단에서의 상관성은 그다지 높지 않았다. 이와 같은 결과는 IQ의 우월에 관한 한, 여성은 남성만큼 뇌의 크기와는 별 관계가 없음을 말해 주고 있다.

예일대학의 연구자가 성적이 극히 우수한 학생들 뇌의 단층사진을 관찰한 결과 뇌의 회백질과 백질의 경계가 보다 선명하게 나타남을 볼 수 있었다. 이것은 백질 속의 신경섬유(절연체 역할을 하는 수초)가 잘 형성되어 있음을 의미하고 신경자극(시그널)의 전달이 신경회로망 내에서 효율적으로 되고 있음을 말해 주고 있는 것이다. 그렇다고 한다면 문제는 뇌의 무게나 크기보다는 뇌의 섬세한 부품이나 소프트웨어가 잘 갖추어져 얼마만큼 효율적으로 기능을 발휘하는지가 더 중요한 일인 것이다.

2. 성행동을 조절하는 시상하부의 두 신경핵

호르몬 분비와 교미 행동을 비롯한 여러 가지 행동에 있어서 남녀 간의 차이가 생기는 것은 하드웨어(뇌)에 성차가 있기 때문이라고 할 수 있다. 이것은 실험동물 연구를 통해서도 구조적으로 자웅 차이가 있는 부위가 많이 발견되어 왔기 때문이다.

그중 대표적인 것을 두 개만 소개하고자 한다. 그 하나는 흰쥐의 내측시삭전야에 있는 신경핵(SDN-POA)인데 수컷이 암컷보다 약 5배나 더 크고 뉴런(신경세포)의 수도 훨씬 많다. 태생기에 안드로겐을 투여하면 암컷의 신경핵도 수컷만큼 커진다.
이 신경세포군은 수컷의 성행동을 조절하는 기능을 갖고 있는
것으로 생각되며 특히 암컷을 자극하여 성적 구동(드라이브)을
일으키는 성적 각성중추의 역할을 한다. 이 부위를 파괴하면 수
컷은 성교 행동을 할 수 없게 된다.

시삭전야에는 또 하나의 신경핵이 있는데 이것이 제3뇌실에
인접한 앞부분에 있는 전복측죄실주위핵(AVPVN-POA)이다〈그
림 5-3〉. 이 신경핵은 암컷이 더 크고 신경세포 수도 더 많다.
그러나 출생 전후에 암컷 쥐에 안드로겐을 투여하면 신경핵의
크기가 수컷의 것처럼 축소되어 괴사한다.이 신경핵의 기능은
뇌하수체의 생식선자극호르몬을 주기적으로 분비하도록 하는 역

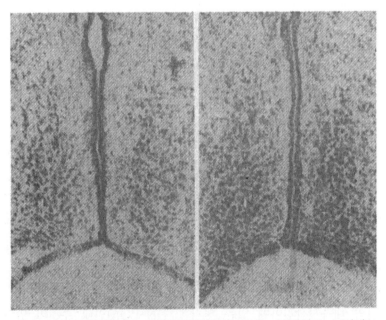

〈그림 5-3〉 흰쥐의 전복측뇌실주위핵(AVPVN-POA). 암컷(우)이 수컷(좌)보
다 더 크다

할을 하기 때문에 성주기를 나타내는 암컷에게는 매우 중요한 부위이다. 이 부위를 자극하면 배란이 일어나고 반대로 파괴하면 배란은 정지된다.

또한 출생 전후 안드로겐 주사에 의해서 뉴런이 괴사하거나 기능이 억제되는 것은 안드로겐이라고 하는 호르몬이 SDN-POA와 AVPVN-POA의 뉴런 수를 조절하기 때문이다. 이 두 개의 신경핵에서 안드로겐에 대한 반응이 서로 다른 것은 유전자 발현의 방법이 각각 다르기 때문이라고 생각된다. 즉 SDN-POA에서는 안드로겐이 세포의 괴사를 억제함으로써 수컷의 뉴런 수가 많아지게 되고, 반대로 AVPVN-POA에서는 안드로겐은 뉴런 수를 감소시키는 작용을 함으로써 수컷의 AVPVN-POA가 암컷에 비해서 작아지게 되는 것이다.

3. 여자를 좋아하는 뉴런

SDN-POA(성적이형핵)는 흰쥐뿐만 아니라 다른 많은 동물에게서도 관찰되며 사람도 잘 발달되어 있는 신경핵이다. 사람의 SDN-POA에 대해서 연구한 벨기에와 미국의 연구자들에 의하면 남성이 여성보다 더 크다고 한다.

캘리포니아대학의 고우스키 교수 등에 의해서 지금까지 기재되지 않은 4개의 아핵으로 구성된 전시상하부간질핵(INAH)이라고 하는 신경핵이 발견되었다. 그 핵은 〈그림 5-4〉와 같다. 왼쪽 그림(A와 C)의 남성의 것이고 오른쪽 그림(B와 D)이 여성의 것으로서 좌우의 핵을 표시한 것이다.

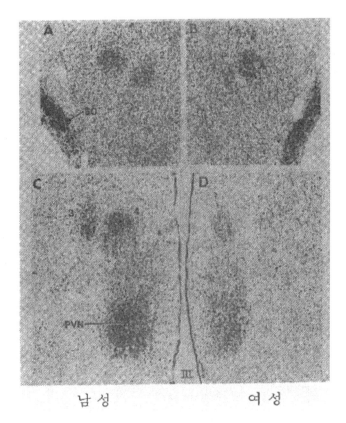

〈그림 5-4〉 사람의 전시상하부간질핵

이 4개의 아핵 중 INAH-2와 INAH-3의 두 개의 아핵을 보면 확실히 남성이 여성보다 크고 뉴런의 수도 많은 것을 알 수 있다.

샌디에이고의 소오크 연구소의 루베이 박사는 에이즈로 사망한 동성애자 남성의 뇌에서 INAH-3의 크기가 정상 남자보다 매우 작아서 여자의 것과 거의 비슷하다는 사실을 발견했다.

이 작은 아핵의 신경세포집단이 어떤 기능을 갖고 있는지는 아직 알 수 없지만, 원숭이 등을 통한 실험으로부터 유추해 보면 남성의 성적인 각성과 관계가 있는 것으로 생각된다. 그것은 여성에게 성적 충동을 느끼지 않는 동성애자에게 있어서 이 부분이 발달되지 않았다는 사실과 같은 여성에게서 성적 매력을 느끼지 않는 이성애의 여성 것과 크기가 같다고 하는 사실은 곧 양자가 모두 같은 남성이라고 하는 성을 선호하고 있다는 점에서 매우 흥미 있는 일이라고 할 수 있다. 그러므로 INAH-3의 뉴런은 여자를 좋아하는 뉴런일지도 모른다.

4. 동성애자의 뇌와 안드로겐

이와 같은 결과에서 보면 동성연애를 하게 하는 요인에 선천적인 배경이 있음을 시사해 주고 있다. 이미 말한 2절에서 흰쥐의 SDN-POA의 크기의 자웅 차는 유전적으로 결정되는 것이 아니라 출생 전에 안드로겐이 많이 분비됨으로써 뇌에 결정적으로 작용하기 때문이라고 서술한 바 있다.

출생 전후 충분한 안드로겐이 작용하지 못하면 뇌의 성분화가 되지 않아 정상적인 성징이 유도되지 않는다는 연구 결과가 있다. 특히 임신 중인 흰쥐에 스트레스를 가하면 새끼 흰쥐의 정소에서 분비되는 안드로겐의 분비량이 감소하여 결국 출생 후 수컷의 성행동이 자성화될 뿐만 아니라 SDN-POA(성적이형핵)도 암컷처럼 작아진다고 한다.

1980년 베를린훔볼트대학의 터너 박사는 1932년부터 1953년 사이에 태어난 865명의 동성애자 남성에 대해서 조사한 바, 특히 1944년부터 1945년 사이에 태어난 남성이 통계적으로 많았다는 사실을 발견했다. 이 시기는 제2차 세계대전이 끝난 직후로 독일이 사회적으로 비참한 상태에 빠져 있던 시기였다.

이 시기에 임신한 여성들은 불안한 전쟁 속에서 생활하거나 남편과 사별하거나 이별하는 등의 괴로운 정신적 스트레스를 받고 있었음에 틀림이 없다. 이와 같이 임산부가 받은 스트레스로 인해서 태아 정소로부터 안드로겐이 소량 분비되었다고 한다면 태아 뇌의 성분화도 정상적으로 되지 않았을 가능성이 있다. 그 결과 태어난 남성의 뇌는 남성화가 불충분하게 된 셈이다. 터너 박사는 바로 이것이 동성애자가 많이 생기게 된 원인이라고 지적하고 있다.

동성애자 남성이 일반 남성보다 INAH-3의 크기가 작은 원인이 태생기 정소에서 분비되는 안드로겐의 부족 때문인지 아닌지는 아직 밝혀지지 않고 있다. 그러나 INAH-3와 똑같은 구조로 생각되는 흰쥐의 SDN-POA는 출생 전 수컷 흰쥐에 항안드로겐 물질을 투여하면 작아진다는 것을 알 수 있다. 또한 전술한 바와 같이 임신 중인 여성에게 스트레스를 가하면 SDN-POA의 크기가 감소하는 것이 사실이라면, 안드로겐의 분비 부족으로 인해서 INAH-3이 남성화가 되지 않았을 가능성은 충분히 있다고 본다. 그러므로 루베이의 연구 결과는 터너의 가설을 지지하고 있는 셈이다.

5. 체내시계에 성차가 있는가

사람을 비롯한 포유동물에서 아메바와 같은 단세포동물에 이르기까지 모든 생물은 하루 24시간의 리듬(활동의 율동)을 갖고 있다. 이 리듬을 가리켜 일일 리듬(서카디안 리듬)이라고 한다. 자연계에 있어서 정확한 24시간의 명암 리듬에 따라 일어나는 이 일일 리듬은 포유동물에서는 시교차상핵(SCN)이라고 하는 핵에 의해서 조절된다. 이 신경핵은 시신경교차 바로 위에 있는 좌우 한 쌍의 신경세포군이다.

시교차상핵은 눈(망막)을 통해서 들어온 광자극을 받아 외슬상체에 인계하여 명암의 정보와 함께 시계와 같은 시간의 신호를 대뇌에 전달해 주는 역할을 한다. 그러므로 이 부분을 파괴하면

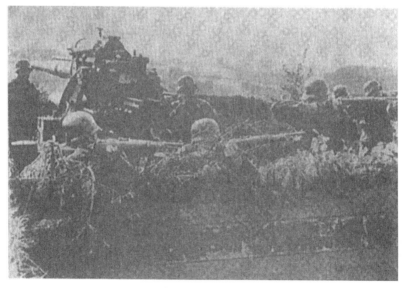

〈그림 5-5〉 제2차 세계대전에서의 전투 장면

체내의 일일 리듬이 모두 깨져 버린다. 예를 들면 수면 리듬(잠자고 깨는 리듬)이라든가 섭식 리듬(하루 세끼의 식사 리듬), 체온 리듬(주야간의 체온 리듬), 운동량의 리듬 등이 없어지게 된다.

이 시교차상핵은 사람에게서 잘 발달되어 있으며 아르기닌과 바소프레신을 생산하는 신경세포를 많이 함유하고 있다.

벨기에의 연구자들은 이 핵을 염색 관찰하는 실험에서 신경핵의 부피에는 남녀 차가 없지만, 모양에는 차이가 있는 사실을 발견했다.

남성은 둥근 뿔 모양이지만, 여성은 전후가 늘어난 럭비 뿔 모양을 하고 있다. 이 신경핵의 모양에 왜 남녀 차가 있는지 그 이유는 알 수 없다.

최근에 벨기에의 연구자들이 에이즈로 사망한 동성애자 남성

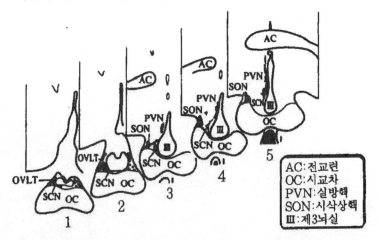

1~5는 전방에서 후방으로 배열되어 있다. 시교차상핵(SCN)은 종판기관(OVLT)이 있는 곳에 나타나는데 3에서 가장 크고 5에서 매우 작아진다.

〈그림 5-6〉 사람의 시상하부와 시교차상핵의 위치

의 시교차상핵을 관찰한 결과, 보통 남성보다 1.7배나 크고 2.1
배 많은 신경세포를 갖고 있는 것을 발견했다. 그 이유는 알 수
없지만 전후축은 보통 남성보다 길지만 횡단면은 비슷하다는 사
실에서 형태적으로 이 에이즈 사망자의 신경핵은 여성형에 가까
운 것이 아닌가 하는 인상을 받았다. 따라서 동성애자 남성은
여성보다도 더 큰 럭비 뿔 모양의 체내 시계를 갖고 있는 셈이다.

마찬가지로 시교차상핵이 증대되는 현상은 3장에서 서술한 선
천적으로 성스테로이드호르몬이 결핍된 프레이더병에 걸린 여성
환자에게서도 볼 수 있다. 이것은 아마도 태생기 호르몬 분비가
이 신경핵에 영향을 미치기 때문에 나타나는 결과가 아닌가 생
각된다. 시교차상핵의 형태가 남녀 간에 차이가 있는 것과 남녀
간의 행동과는 어떤 관계가 있는지는 아직 알려져 있지 않다.

6. 오누프핵의 남녀 차이와 생식기관

남녀의 생식기관의 형태는 큰 차이가 있다. 그것들을 움직이
는 골격근도 다르고 지배하는 신경핵도 확실히 차이가 있다. 그
좋은 예가 오누프핵이다. 구해면체근, 항문거근, 외항문괄약근,
요도괄약근 등을 지배하는 신경세포군이 오누프핵인데 척수의
하부에 위치하는 천수(薦髓)의 배각에 있는 것이다. 이들 근육
중에는 처음 두 개의 근육이 외음부를 움직이고, 나머지는 요고
괄약근과 함께 정액의 사정을 도와주는 근육들이다.

오누프핵은 또한 외음부와 회음부의 근육도 지배하며 사람,
개, 고양이 등은 한 개의 큰 덩어리의 신경세포집단으로 존재한

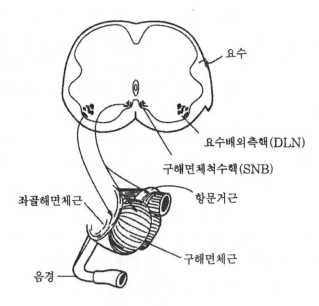

요수

요수배외측핵(DLN)

구해면체척수핵(SNB)

항문거근

좌골해면체근

구해면체근

음경

〈그림 5-7〉 흰쥐의 오누프핵

다. 흰쥐의 경우 암컷은 구해면체근, 좌골해면체근, 항문거근이 없기 때문에 신경세포가 60개 정도밖에 되지 않지만 수컷은 훨씬 많아서 200개나 된다. 그러나 사람(여성)은 흰쥐 암컷과는 달리 구해면체근, 좌골해면체근, 항문거근을 갖고 있기 때문에, 흰쥐에서와 같은 오누프핵의 성차는 뚜렷하지 않다.

흰쥐 오누프핵은 사람과 달리 제5~6요수 수준에서 두 개로 나누어져, 〈그림 5-7〉에서와 같이 배내측 부위에 있는 핵은 구해면체근, 항문거근, 외항문괄약근에 운동섬유를 보내고, 배외측 핵은 좌골해면체근과 요도괄약근에 신경섬유를 보낸다. 전자를 구해면체척수핵(SNB)이라고 하고, 후자를 배외측핵(DLN)이라고 한다. 그런데 남녀 성차가 뚜렷이 나타나는 것은 구해면체척수핵이다.

임신한 흰쥐는 태생 12일경에 SNB의 신경세포가 나타난다. 이 시점에서는 아직 성차는 볼 수 없지만, 암컷은 출생 전후에 급격히 신경세포 수가 감소한다. 그러나 출생 전부터 안드로겐을 주사하면 암컷 흰쥐도 신경세포 수의 감소가 억제된다.

이것은 안드로겐이 암컷 흰쥐의 SNB신경세포의 괴사를 억제하기 때문이라고 생각된다. 안드로겐은 이 시기에서 SNB신경세포에 작용하여 괴사를 억제할 뿐만 아니라 암컷의 생식기관을 웅성화시키는 작용을 하기 때문에 양면으로 작용하여 SNB세포의 감소를 억제하고 있다고 생각된다.

사람의 오누프핵의 남녀 차이도 모름지기 흰쥐에서와 같은 메커니즘(기전)에 의해서 생긴다고 생각되며 오누프핵의 발생과 안드로겐의 역할은 매우 흥미 있는 연구 대상임에 틀림없다.

6장
좌뇌와 우뇌를 연결하는
뇌량의 성차

1. 뇌량에 남녀 차이가 있다

최근에 와서 MRI(핵자기공명영상장치)를 사용하여 환자에게 아무런 고통을 주지 않고도 사람의 내부기관의 사진을 촬영하게 되었다. 그 해상력은 매우 뛰어나서 뇌와 같은 기관은 육안으로 해부해서 보는 경우와 거의 같은 영상으로 볼 수 있게 되었다. 그러므로 MRI로 살아 있는 사람의 뇌를 그대로 정확하게 관찰할 수 있게 된 것이다.

뇌량(腦梁)은 좌우대뇌반구의 신피질을 연결시키는 교련신경의 섬유 다발인데 섬유 수는 약 2억 개 이상이나 된다. 우리의 뇌가 활동하고 있을 때는 끊임없이 좌우 뇌의 정보가 이 2억 개 이상의 신경섬유를 통해 서로 교환되고 있는 셈이다.

뇌 속에서 가장 큰 교련섬유인 이 뇌량에서 시상단으로 자른 단면에서 남녀 차이를 보이고, 특히 후부의 팽대부는 남자가 더 크다고 라코스테 우탐징과 홀로웨이가 보고한 바 있다. 그 이후 많은 사람이 이 뇌량의 남녀 차이를 연구했지만 그 결과는 반드시 일치하지만은 않았다. 그것은 사후 뇌를 고정한 후에 계측한 것이었기 때문에 생전의 질환이나 영양 상태, 사후 경과 시간이나 고정 시간 등 여러 가지 요인에 의해서 크기가 좌우되었기 때문이다.

최근 MRI를 사용하여 264명의 뇌량을 촬영한 결과가 알렌 등에 의해서 보고되었다. 〈그림 6-1〉과 〈그림 6-2〉에서 보여주는 바와 같이 뇌량의 팽대부 모양이 여성이 더 부풀어 있으며, 남성의 뇌량은 덜 팽대되고 관상을 나타내는 경향이 있음을 볼 수 있다.

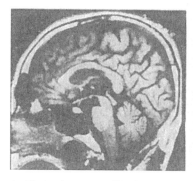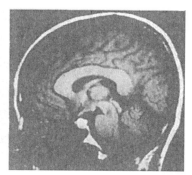

〈그림 6-1〉 MRI로 촬영한 남자의 뇌량(좌)과 여자(우)의 뇌량(뇌량의 위치는 〈그림 6-1〉을 참조할 것)

이 팽대부의 최대폭과 그 주변부의 폭을 264명을 통해 평균하여 비교해 보면, 그 비율은 여성이 더 큰 것을 알 수 있다.

이와 같은 사실에서 여성이 남성보다 더 뇌량이 팽대된 경향을 알 수 있다. 그러나 정중시상단면에서 뇌량 전체의 면적에 있어서는 남녀 사이에 큰 차이는 인정되지 않는다.

뇌량에서 교련되는 신경섬유는 주로 대뇌피질의 연합야에서 출발하는 섬유이므로 고차원적인 신경기능에 관계되는 부분이라고 할 수 있다. 팽대부는 〈그림 6-2〉에서 볼 수 있는 바와 같이 뇌량의 후부에서 후두엽 피질에서 오는 신경섬유가 많이 통과하며 또한 측두엽 후반부에서 오는 섬유도 통과하고 있다. 후두엽에는 시각중추가 있으므로 시각 정보도 서로 교환해야 할 필요성이 있다. 또한 측두엽 후상부에는 청각중추와 베르닉케(Wernicke) 언어중추가 있어서 청각 정보도 좌우 교환되고 언어 정보도 좌우 교환되는 많은 회선(신경섬유)이 포함되어 있게 되는 것이다.

여성이 남성보다 팽대부의 크기가 더 크다는 사실은 시각 정

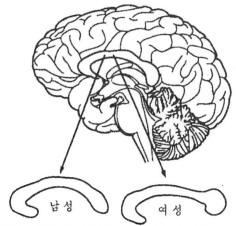

여성(우)의 팽대부는 구형이고 남성(좌)의 팽대부는 관상 모양을 하고 있다.

〈그림 6-2〉 뇌량의 남녀 차이(우대뇌반구, 정중시상단면)

보나 청각 정보의 처리 능력이 서로 다를 가능성을 시사해 주고 있다. 여성이 별로 의식하고 있지 않은 상태에서도 섬세한 물체를 잘 볼 수 있거나 작은 소리나 말을 잘 들을 수 있는 것은 아마도 이 팽대부 때문이 아닌가 추측해 본다.

2. 뇌량의 남녀 차이는 무엇을 의미하는가

뇌량의 구조가 남녀 간에 차이가 있는 것은 매우 흥미 있는 일이다. 나이가 들어감에 따라 뇌량의 성장 과정을 관찰해 보면, 남녀 차이가 상당히 빨리 나타나는 것을 알 수 있다. 뇌량을 크게 3부분으로 나눈다면, 앞쪽의 분부(주둥이), 중간에 체부, 뒤쪽 끝의 팽대부 등으로 나눌 수 있다. 분부와 팽대부는 남성의 경우 20세 정도까지 최대로 성장하고 그 후에는 감소한다. 이에 반해서 여성의 경우는 이 부분이 50세 정도까지 천천히 증폭된다. 이러한 현상을 보면 남녀 간의 뇌량의 차이는 단순히 신경섬유의 수나 팽대부의 크기의 차이만은 아닌 것 같다. 말하자면 뇌량의 남녀 차이의 의미에 대해서 좀 더 세밀한 분석을 해 볼 필요가 있다는 것이다.

뇌량의 팽대부가 커지는 원인은 신경섬유뿐만 아니라 신경섬유의 굵기가 커지는 사실도 생각하지 않으면 안 된다. 축삭(신경을 전달하는 신경섬유)을 절연시키는 역할을 하는 수초(전깃줄의 동선을 싸고 있는 절연물질)를 많이 갖고 있을수록 신경전달의 효율(정보 교환)도 높아지게 되는 것은 당연한 일이다.

최근 원숭이의 뇌량에 위와 같은 성차가 있는 사실이 발견되었다. 또한 출생 전후에 안드로겐 처리된 암컷 새끼 원숭이의 뇌량이 수컷형의 뇌량으로 변화된다는 보고도 있다. 안드로겐 대사를 조절하는 효소 중에 OL-환원효소라고 하는 것이 있다. 원숭이 배자 뇌의 OL-환원효소의 분포상태를 조사해 보면, 팽대부가 가장 높고 특히 암컷 배자가 가장 높은 것을 알 수 있다.

이것은 조금밖에 분비되지 않는 암컷 배자의 안드로겐을 팽대부에서 효율적으로 대사시키기 때문에 수컷형의 팽대부 형성이 억제되는 것이라고 할 수 있다. 그렇다고 한다면 팽대부의 성차가 생기는 원인도 안드로겐 때문이라고 결론지을 수 있는 가능성이 있다.

그러면 뇌량의 남녀 차이, 특히 팽대부의 남녀 차이는 어떤 의미가 있는 것인가?

인지 지능	뇌량의 크기	
	뇌량의 전 1/4 부분의 크기	뇌량의 후 1/5 부분의 크기
언어 능력 시험		
단어 능력 시험	0.12	0.37*
동의어 시험	0.37*	0.34*
표현력 시험	0.25	0.58**
언어 기능의 좌우 분화 다이코틱 청취 시험	-0.21	-0.34*
시각 공간인지 시험		
입체도형 회전 시험	0.16	-0.17
숨은그림찾기 시험	0.22	0.44*

P$<$0.05**P$<$0.001에서 큰 차이가 있음

〈표 6-1〉 여성 뇌량의 크기와 인지 기능과의 상관

이에 대해서 하인즈는 MRI로 촬영한 뇌량 사진(정중시상단면)에서 전 1/4 부분과 후 1/5 부분의 길이를 측정하고 이 수치를 언어 기능 시험, 언어 기능의 측성화(좌우 분화), 시각의 공간인지 능력 등 3가지 시험 성적과 연관(상관성)시켜 보았다.

그 결과는 〈표 6-1〉에 표시한 바와 같다. 언어 능력 시험에서는 단어 능력 시험과 동의어 시험, 표현력 시험(특정한 단어를 사용하여 문장을 만드는 시험) 등의 어떤 시험에서도 팽대부의 후 1/5 부분이 길수록 시험 성적이 좋은 것을 알 수 있었다.

언어 기능의 좌우 분화(특성화의 강도)는 후 1/5 부분은 마이너스(부)의 상관성을 보였다. 한편 시각 공간인지 시험에서는 숨은그림찾기 시험에서 이 부분의 크기와 상관성이 있을 뿐이었다.

뇌량의 전 1/4 부분에서는 동의어 시험만이 관계가 있는 것으로 나타날 뿐이고 기타 시험에서는 상관성이 인정되지 않았다.

언어 능력 시험 성적에서는 남성보다 여성이 항상 뛰어나다고 하는 것이 정설로 되어 있다. 그러므로 뇌량팽대부의 형태가 구형화(둥글게 됨)되고 대형화되어 결과적으로 여성형으로 변하는 것은 언어 능력과 상관이 있다는 것을 말해 준다.

또한 남성의 언어 능력은 좌대뇌반구에 집중되어 있어서 언어 정보의 교환이 좌측에 편중되어 결과적으로 좌뇌에서 우뇌로 가는 정보 전달은 적어지게 된다. 그러므로 언어 기능에 관한 한 남성은 좌우 뇌가 현저하게 차이가 있고 좌대뇌반구에 기능이 집중되어 있을수록 팽대부는 작아진다고 볼 수 있다.

따라서 뇌량의 성차가 언어 능력과 언어 기능의 좌우 분화와 밀접한 관계가 있는 것은 확실하다. 그러나 팽대부는 1절에서 말한 바와 같이 후두엽의 시각야로부터 오는 신경섬유도 뇌량에 많이 포함되어 있기 때문에 시각 정보를 처리하는 능력에 있어 남녀 간에 어느 정도의 차이가 있는 것은 쉽게 이해된다.

〈표 6-1〉을 통해 숨은그림찾기 시험의 성적에서 상관성이 있음을 볼 수 있다. 또한 4장에서 말한 것처럼 여성은 왼쪽 끝의 집과 똑같은 집은 어느 것인가 하는 순간적인 시험에서 성적이 좋고 물건 배치 등의 섬세한 변화를 잘 감지해내는 재능을 갖고 있기 때문에 나타나는 성차인지도 모른다. 무엇인가 여성의 능력이 뇌량 속에 감추어져 있을 것만 같은 기분이다.

3. 여성은 과연 공포감(패닉)에 빠지기 쉬운가

좌우 대뇌반구를 연결하는 뇌량 이외에 또 하나 좌우 뇌를 연결하는 중요한 구조(교련신경섬유의 다발)가 있다. 이것이 전교련이다. 전교련은 좌우 대뇌반구의 고피질과 신피질을 서로 연결시키는 것으로서 후내야 편도체 측두엽으로부터 오는 교련섬유가 여기에 포함되어 있다.

전교련의 시상정중단면을 보면, 여성이 남성보다 큰 것을 알 수 있다. 여성의 전교련이 더 크다고 하는 사실은, 이미 말한 뇌량의 경우와 마찬가지로 단순히 신경섬유가 많기 때문만은 아니다. 무엇인가 특수한 정보 교환이 빈번하게 이루어지기 때문인 것으로 생각된다.

여기에서 특히 흥미 있는 것은 전교련을 구성하는 신경섬유 중에는 정동 반응과 관계되는 후내야(고피질)나 편도체에서 오는 섬유가 포함되어 있다. 여성이 남성보다 더 정서적으로 예민하고 섬세한 것은 이 전교련을 통한 정보 교환이 더 많이 되고 있기 때문이 아닌가 생각된다. 그러나 이 부분에 정보 교환이 필요 이상으로 진행되면, 정서적으로 패닉(당황, 공포감)에 쉽게 빠지게 될 것은 당연한 일이다.

사람의 전교련섬유 중에는 신피질에서 오는 섬유가 다른 포유류에 비해 많이 포함되어 있고 측두엽에서 오는 섬유도 다수 포함되어 있어서 흰쥐나 고양이처럼 후각뿐만 아니라 청각과 시각의 좌우 교환에도 관계하고 있다. 말하자면 사람의 전교련은 정동적인 신경섬유와 지각적인 신경섬유가 혼합되어 있는 셈이다.

전교련의 정중시상단의 면적과 언어 능력 시험 · 언어 기능의

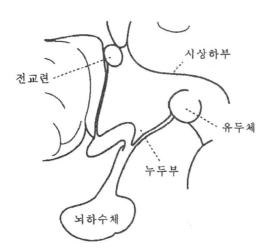

〈그림 6-3〉 전교련의 단면도

좌우 분화, 시각 공간인지 시험과의 상관성을 보면, 역시 전교련의 크기와 언어 능력과는 정비례하고, 언어 기능의 좌우 분화와 공간인지 능력과는 부(-)의 관계가 관찰되고 있다. 언어 능력이 뛰어난 여성과 공간인지 능력이 뛰어난 남성이라고 본다면 전교련의 크기의 성차는 남녀 모두가 잘 상관되는 차이라고 볼 수 있다. 뇌량과 전교련은 뇌의 하드웨어로서는 고차원적인 기능과 관계되지만 그렇다고 반드시 간뇌의 경우와 같이 생식 기능과 직접 관련되어 있지는 않다. 따라서 뇌량과 전교련이 성행동과 직접 관계되는 것이라고는 생각할 수 없다. 그렇다면 이들의 성차는 이전 장에서 서술한 시상하부 등과는 매우 다른 차원에서 영향을 미치고 있는 것이라고 볼 수 있다.

4. 측두평면의 좌우 차이와 성차

언어 기능이 측성화(좌우가 다르게 분화)되고 성차가 존재한다는 사실에 대해서는 이미 서술한 바 있다. 그러나 이 차이는 다이코틱 청취 시험의 결과를 통해 얻은 매우 미묘한 차이이다.

사람이 언어를 말하는 기능은 왼쪽 뇌에서 조절하는 것으로 알려져 있다. 좌대뇌반구에 있는 언어중추에는 마음에 떠오른 말을 소리를 내어 말하게 하는 운동성 언어중추와 사람이 말하는 언어를 이해하는 감각성 언어중추가 있다. 운동성 언어중추를 브로카(Broca) 언어중추라고 하고 감각성 언어중추를 베르닉케(Wernicke) 언어중추라고 한다. 이제 다른 사람이 말하는 말을 똑같이 그대로 말하는 경우를 생각해 보기로 하자〈그림 6-4〉.

우선 말소리는 청각야로 들어가 소리로 수용되어 그것이 곧 이웃에 있는 베르닉케 언어중추로 보내져 언어(말)로 이해된다. 만약 그것과 같은 말을 입으로 하는 경우는 청각 정보가 브로카 중추에 보내지고 거기에서 성대를 비롯하여 목과 턱에 근육을 움직여 소리가 나는 말을 만들게 되는 것이다. 여기에서 청각야의 바로 이웃에 측두평면이라고 하는 부분이 있다. 이것은 〈그림 6-5〉의 위의 그림에서 윗부분(점선)을 떼어내면 보이는 외측구 속에 있는 것이다.

〈그림 6-5〉에서 밑의 그림의 청각야에서는 좌우 차를 볼 수 없지만 그 뒤쪽에 있는 측두평면은 좌측 것이 확실히 넓은 것을 볼 수 있다. 이 부분이 베르닉케 언어중추에 해당하는 곳으로서 청각야에서 받아들인 소리를 언어(말)로 이해하는 장소이다.

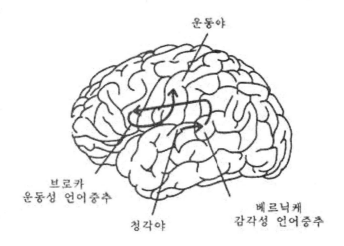

〈그림 6-4〉 같은 말을 그대로 말하는 경우

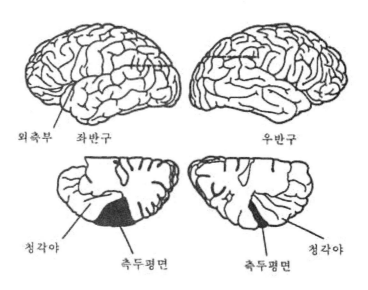

〈그림 6-5〉 외측부 상부에 있는 측두평면의 좌우의 차이(전두엽 일부
를 절개한 후 노출시킨 표본)

이 부분의 좌우 차를 그 발생 과정에서부터 조사해 보면 이미 태아 때부터 나타나기 시작하는 것을 알 수 있다. 그러므로 태아는 어머니 뱃속에서부터 이미 어머니가 하는 말을 들으면서 자란다고 볼 수 있다. 또 이미 태아 때부터 언어를 이해하기 위한 중추가 왼쪽 뇌로 집중되기 시작했음을 알 수 있다. 그 결과 출생 후 언어 기능이 발달함에 따라 더욱더 좌우 차가 뚜렷하게 나타나게 된 것이다.

남성의 측두평면은 좌우 양측 모두 여성의 그것보다 큰 경향을 보이지만 통계적으로 의미 있는 큰 차이는 아니다. 이것은 남녀 모두 왼쪽 측두평면이 큰 것은 사실이지만 이와 같은 형태적인 차이가 언어 기능의 좌우 분화(측성화)를 보여 주는 다이코틱 청취 시험 결과에서 여성보다 남성이 더 확실한 사실과 관련이 있는지도 모른다.

7장
동성애자의 뇌와 심리

1. 동성애는 선천적인 것인가

동성애는 지구상의 거의 모든 인간 사회에 존재하는 것 같다. 이란과 같은 엄격한 이슬람 국가에서 동성애는 중대한 위법 행위이므로 사형죄에 해당할 때도 있으며, 구미(歐美)제국의 기독교적 윤리관을 가진 국가에서도 역시 동성애를 이상한 행위로 여겨 도덕을 문란하게 하는 범죄로 엄하게 다스려 온 것이 사실이다. 그러나 현대에 와서는 동성연애적 행동은 이상한 것이 아닐 뿐만 아니라 사회적 및 도덕적으로도 용납되어야 한다는 생각을 갖는 사람이 점점 많아졌다.

5장 3절과 4절에서 말한 바와 같이 동성애자 남성의 뇌가 선천적으로 일반 남성의 그것과 다르게 태어났다고 한다면, 이것은 생물학적 차원의 차이이며 선천적인 것으로서 이드의 행위를 이상한 것이라고 단순히 생각할 수만은 없게 되었다.

〈표 7-1〉은 여러 나라의 동성애자 남성에 관한 통계이다. 이 수치(100분율)를 얻은 방법이 모두 똑같다고 볼 수 없지만 일본의 경우(5.8%) 예상했던 것보다 훨씬 높다. 이것은 동성애자에 양성(남성과 여성을 모두 사랑하는)애자도 포함했기 때문이라고 본다.

동성연애적인 행동이 어떻게 또 왜 행해지는지는 아직 충분한 해명을 하지 못하고 있다. 5장 4절에서 말한 것과 같이 태생기의 뇌가 안드로겐의 영향을 받았기 때문인지, 유전적인 요인에 의한 것인지, 유아기의 가정생활에서 기인한 것인지, 오이디푸스적인 갈등을 경험하고 그것을 충분히 해결할 수 없었던 것에 기인한 것인지, 또는 유아기 때 사회로부터 받은 충격적인 체험을

영국	5.0~9.0
일본	5.8
벨기에	7.8
필리핀	2.0
태국	3.5
미국	4.8
평균	4.8~5.4

(다이아몬든, 1993)

〈표 7-1〉 각국의 동성애자 남성의 수(%)

극복하지 못한 것에 기인하는 것인지 등등 여러 가지 요인을 고려해 볼 수 있다.

프로이트는 인간은 누구나 어릴 때 동성애적인 시기를 경험하고 거기에서부터 오이디푸스 콤플렉스(아들이 어머니에 대해 갖는 이성애)를 해결하고 극복함으로써 진정한 이성애가 발생된다고 생각했다. 그러므로 프로이트는 동성애를 정신적인 성의 발달 과정에서 도중 정지된 상태로 본 것이다. 그러나 다른 학자들은 정신적으로 누구나가 양성적이 될 수 있다는 프로이트의 사고방식을 부정하여, 이성애는 생물학적으로 정상적으로 발달하고 성장한 결과라고 주장한다. 다시 말하면 어릴 때 마음에 심한 상처를 받은 이상 체험이 동성연애를 하게 되는 원인이라고 생각하고 있다.

예를 들면 과보호하는 마음과 독점욕이 강한 어머니와 별로

적극적인 관심을 보이지 않는 아버지 또는 존재 가치가 없는 아
버지가 함께 조합을 이루는 경우가 그 전형적인 것이다. 어머니
에 대한 애착은 유난히 강한 반면에 아버지에 대해서는 수동적
이고 거리(간격)를 두고 있는 관계 또는 적대 관계가 있었다고
고백한 동성애자 남성 등이 이러한 범주에 속하는 것이다.

2. 동성애와 쌍둥이

1952년 카르만은 일란성 쌍둥이에 관한 연구에서 쌍둥이 중
에 한쪽이 동성연애를 하면 다른 한쪽도 거의 100% 동성연애를
하는 사실을 보고했다. 그러나 이란성 쌍둥이인 경우에는 그 확
률이 10%밖에 되지 않는다고 했다. 그 후에 많은 연구 조사가
있었지만 카르만의 보고와 같이 100% 일치하는 결과는 보고되
지 않았다. 그러나 일란성 쌍둥이 270쌍 중 양쪽 모두가 동성연
애를 하고 성적 취향이 일치한 경우는 약 68%라는 사실이 보고
된 적이 있다. 한편 이란성 쌍둥이 264쌍 중에는 약 16%가 성
적 행동의 취향이 일치했다고 한다. 이러한 결과는 일란성 쌍둥
이인 경우 동성연애를 하는 빈도가 확실히 높은 것은 사실이며
유전적인 요인에 기인함을 강력히 시사한다.

1993년 다이아몬드 등에 의해서 발표된 세쌍둥이에 관한 세
가지 예를 보면 그 첫째 예에서 세쌍둥이 중 두 여자 어린이가
일란성으로서 모두 동성애자였으며 나머지 여자 어린이는 이성
애자였다고 한다. 두 번째 예는 일란성 쌍둥이인 두 남자 어린
이는 동성애자가 되고 그렇지 않은 남자 어린이는 이성애자였다

고 한다. 마지막 세 번째 예는 일란성 세쌍둥이 남자인 경우로
세 남자가 모두 동성연애를 했다고 한다.

자궁 내의 태아가 성장하는 과정에서 뇌의 발달이 태반의 생
리적 상태에 크게 영향을 받게 되는 것은 잘 알려진 사실이다.
태반을 함께 이용하고 있는 쌍둥이나 세쌍둥이이인 경우 혈액
순환과 같은 생리적인 상태는 거의 똑같이 태아에게 주어질 것
으로 생각되며 호르몬 분비 상태도 거의 똑같으리라고 짐작된다.

여기에서 서술한 쌍둥이에 관한 자료는 동성애자의 자료만을
조사한 것이지만 쌍둥이 전체의 수를 감안해 본다면 동성애자가
되는 빈도는 앞 절의 〈표 7-1〉에 표시한 것과 큰 차이는 없다
고 생각된다. 여기에서는 일란성 쌍둥이인 경우 한쪽이 동성연
애를 하면, 다른 한쪽도 동성연애를 할 확률이 매우 높다는 것
을 말해두고 싶을 뿐이다. 일란성 쌍둥이의 경우 일반적으로 양
자 모두 이성애자인 예가 절대다수인 것은 말할 필요조차 없다.

3. 동성애유전자는 과연 존재하는가

일란성 쌍둥이에서 한쪽이 동성애자이면 다른 한쪽도 동성애
자일 확률이 매우 높다는 사실을 앞의 절에서 말한 바 있다.
1993년 여름 미국 국립 암 연구소의 연구자들은 114명의 동성
애자 남성들의 가문과 혈통을 조사하여 발표한 바 있다. 〈그림
7-1〉은 그 발표한 결과의 일부이다. 이 그림은 114명 동성애자
남성으로부터 무작위로 76명의 동성애자 남성을 고르고 다시 그
가문 중에서 동성애자를 추적하여 나타낸 결과이다.

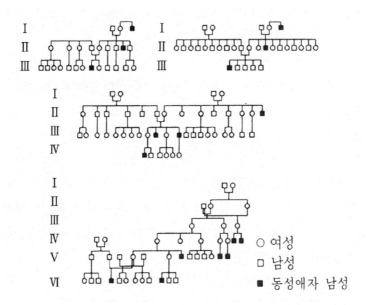

〈그림 7-1〉 동성애자 남성의 가계 조사표(미국 국립 암 연구소, 하머어 등
         1993)

　이 결과를 보면 형제 간에 동성애자가 많고 아버지와의 사이
에는 없다. 이에 반해서 어머니의 형제나 자매 사이에서 생긴
남자 어린이 중에서 많은 동성애자가 발견되었다. 혈연관계를
조사한 결과에서 보면, 어머니와의 혈연이 문제가 되는데 어머
니 쪽의 종형제(사촌)인 경우, 어머니의 남자 형제보다는 여자
자매에서 더 많이 나타나는 것이 주목할만한 일이다. 이러한 사
실에서 보면, 동성애적인 성향은 사실상 남성을 통해서 전달되
는 것이 아님을 보여 주고 있다.
　다만 이 연구 결과의 약점이라고 한다면, 비교 기준으로 한
대조군에서 동성애자의 출현율이 2.0%로서, 〈표 7-1〉의 수치보

다 너무 낮다고 하는 점이다. 이 점에 대해서 학자 사이에서는 많은 논의가 되고 있다. 그러나 〈그림 7-1〉에서 그 한 예를 볼 수 있듯이 어머니로부터 동성애성인 유전 정보가 유래되었을 것으로 생각되는 사례는 매우 많다. 앞의 절의 일란성 쌍둥이인 경우는 그 극단적인 예라고 할 수 있을 것이다. 이란성 쌍둥이인 경우에서도 〈그림 7-1〉의 형제인 경우와 거의 일치한다.

그러면 이와 같은 사실은 무엇을 의미하는 것일까? 어머니 쪽에서 유래되었다고 한다면, 무엇인지는 몰라도 그 유전 정보는 X염색체로부터 전달되었다고 생각하지 않을 수 없다. 말하자면 수정될 때 아버지 쪽의 X염색체는 여자를 만드는 데 참여하기 때문에 아버지 쪽으로부터 그 정보가 흘러들어 가지 않는다면 Y염색체는 관계가 없는 것이 되고 만다.

따라서 어머니로부터 오는 X염색체 위에 동성애유전자가 포함되어 있을 가능성이 극히 높아지게 된다.

미국 국립 암 연구소의 하머어 등은 40쌍의 동성애자 형제의 X염색체에서 DNA를 자세히 관찰해 본 결과, 〈그림 7-2〉와 같이 X염색체의 긴 팔 맨 끝부분에 있는 Xq28이라고 하는 영역에 동성애유전자가 포함되어 있을 것이라는 가설을 발표했다. 이 영역은 다시 DNA의 표시대 중 DX552 이하의 5개 표시대로 표되는데 4쌍의 동성애자 형제 중 3쌍이 모두 가지고 있다는 사실이 발견되었다. 이 사실이 판명되었다고 해서 곧 이것이 동성애유전자라고 할 수는 없다. 하지만 동성애자들이 Xq28을 공통적으로 갖고 있을 뿐만 아니라 매우 유사한 DNA 구조를 갖고 있다고 하는 사실은 고무적인 일로서 가까운 장래에 동성애유전자의 정체가 밝혀질 것으로 기대하게 된다.

만약 동성유전자가 존재한다면 어떤 기전에 의해서 작용되며 발현되는 것일까. 모름지기 유전자가 모두 직접 작용한다기보다는 앞서 말한 바와 같이, 뇌의 발생 과정에서 안드로겐의 역할 즉 뇌의 성분화를 일으키고 성차에 간접적으로 광범위한 영향을 미치리라고 생각된다. 〈그림 7-1〉에서 표시한 바와 같이, 모든 형제가 다 동성애자가 될 수는 없고 이란성 쌍둥이의 경우에도 카르만의 보고는 예외로 하더라도 한쪽은 동성애자가 되지만, 또 한쪽은 동성애자가 되지 않는 경우도 있기 때문에 여러 가지 요인이 복합되어 나타나서 그와 같은 차이를 가진 행동이 발현된다고 본다.

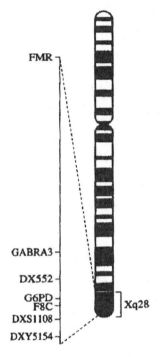

〈그림 7-2〉 동성애유전자가 존재할 것으로 생각되는 X염색체 상의 Xq28 DNA 표시대

4. 동성애자 남성의 뇌량과 전교련

5장에서 동성애자 남성의 시상하부의 구조가 여성의 구조와 비슷하다고 말한 바 있다. 그러면 시상하부 이외의 뇌 부분의 구조도 비슷한 곳이 있을까?

우선 뇌량의 팽대부의 모양이 여성은 둥그렇게 구형화되는 경향이 있는 데 반해서 남성은 길게 관상화되는 경향이 있어 남녀 간의 성차가 인정된다. 캘리포니아대학의 연구자들은 동성애자 남성의 팽대부가 구형화되는 사실을 지적하면서 성행동과 관계가 없는 뇌 부분의 구조도 여성의 뇌와 유사한 사실을 보고하고 있다. 더욱이 5장 3절에서 동성애자 남성의 시상하부에 있는 INAH-3이 여성의 것과 같고 일반 남자의 것보다 작다는 논문을 발표한 루베이 자신도 동성애자이었음을 상기해 볼 수 있다.

즉 자기 자신의 뇌량을 MRI로 촬영한 결과, 전형적인 여성형을 보여 뇌량팽대부가 구형인 사실을 공개한 재미있는 에피소드가 전해 내려오고 있다.

6장 3절에서 전교련에도 남녀의 차이가 있어 정중시상단면에서 보면, 여성의 전교련이 남성보다 굵다고 이미 서술했다. 동성애자 남성의 전교련은 여성에 비해 18% 정도 크고 더욱 흥미있는 것은 일반 남성보다 34%나 더 크다는 사실이다.

동성애자 남성의 뇌량과 전교련의 구조는 여성에 가까운 경향을 보일 뿐 아니라 여러 가지 기능적인 시험을 해보더라도, 언어 능력과 공간인지 능력 등에서 여성에 가까운 성적을 나타내고 있다. 물체를 머릿속에서 회전시키면서 생각해야 하는 능력시험이나 표적 시험과 같은 일반적으로 남성이 잘하는 행동은 성적이 매우 나빴다. 한편 동성애자 남성은 모양과는 관계없는 특정한 색깔을 가진 물건을 빨리 감별하는 관념화 시험이나 언어 능력 시험에서는 여성과 비슷한 좋은 성적을 나타냈다.

이와 같은 여러 가지 점에서 생각해 보면 동성애자 남성은 성행동에서뿐만 아니라 대뇌피질의 인지 기능이나 문제 해결에 대한 소극적인 태도에서도 여성에 가까운 성질을 갖고 있다고 할 수 있다. 사고방식에서도 어딘가 여성에 가까운 성향을 갖고 있다고 생각된다.

5. 동성애와 성호르몬

지금까지 동성애자 남성의 뇌의 구조와 태아기의 안드로겐 영향 등에 관해서 서술해 왔지만 동성애자라고 해서 신체의 구조까지 차이가 있는 것은 아니다.

남성이 성행동을 유지하기 위해서는 안드로겐이라고 하는 성호르몬이 필요하다. 이런 이유 때문에 정소 기능이 저하된 남자 환자를 치료하는 데는 당연히 안드로겐이 소용될 것으로 생각된다. 따라서 아름다운 여성에게조차 성적 매력을 느끼지 못하는 동성애자 남성은 본질적으로 안드로겐 분비가 부족한 것이 아닌가 의심해 볼 수 있다. 그러나 실제로 조사해 보면 대부분의 동성애자 남성은 일반 남성과 별 차이가 없는 것을 알 수 있다.

그러나 성호르몬에 대한 뇌의 반응은 동성애자의 경우 이성애자와 다르게 나타난다고 하는 연구 결과가 독일과 미국에서 발표되었다.

이 연구는 수용성 에스트로겐(난포호르몬)을 정맥에 주사하여 뇌가 에스트로겐 자극에 대해서 뇌하수체를 통한 황체형성호르몬(LH)을 어떻게 분비시키는지를 조사한 실험이다. 정상적인 월경주기에 난소 내의 난포가 성숙하여 성숙난포가 되면, 급격히 대량의 에스트로겐이 분비되고 이 에스트로겐이 뇌에 작용하여

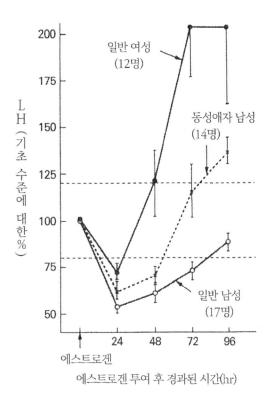

<그림 7-3> 에스트로겐에 대한 포지티브 피드백(크로오드 등, 1984)

뇌하수체로 하여금 황체형성호르몬(LH)을 많이 방출하게 만든
다. 그 결과 배란이 되는 것이다. 이와 같은 현상을 가리켜 에스
트로겐의 양성 자동제어(포지티브 피드백)라고 한다.

　보통 여성은 에스트로겐 주사 후 72시간 내지 92시간이 지나
면 LH의 양은 약 2배 이상 증가한다고 한다.

　한편 같은 방법으로 남성에 대해 실험해 보면 남성의 뇌는 에
스트로겐에 대해서 반응을 일으키지 않고 LH의 양은 증가하지

않고 오히려 저하된다.

이 실험을 동성애자 남성에게 시행한 바, 에스트로겐 주사 후 48시간부터 LH양이 증가하기 시작하여 96시간 후에는 1.4배에까지 도달했다. 이 LH의 증가치는 여성보다는 작지만 증가되는 유형은 여성의 유형과 유사한 것임을 알 수 있다.

이러한 관점에서 보면, 동성애자 남성의 뇌는 에스트로겐에 대해서 양성 반응을 나타내고 그런 의미에서는 여성에 가까운 뇌임을 알 수 있다. 일반적인 신체 구조나 성호르몬의 혈중 농도에는 큰 차이가 없으나, 뇌의 기능 면에서 일반 남성과는 질적인 차이가 있는 셈이다. 이와 같은 신경내분비를 조절하는 뇌 부위는 주로 간뇌의 시상하부인데 아마도 동성애자 남성의 경우 이 시상하부가 출생 전 호르몬 분비로 인해 성분화가 잘 이루어지지 않았기 때문이 아닌가 생각된다.

8장

정동뇌의 남녀 차이

1. 대뇌변연계의 통합 기능

대뇌피질의 진화 과정을 계통발생학적으로 보면, 먼저 고피질
이 형성되고 나중에 신피질이 형성되었다고 할 수 있다. 신피질
은 파충류에서부터 나타나기 시작하여 포유류에서 극도로 발달
하게 되고 그 최고의 정점까지 발달한 것이 사람의 뇌이다. 그
러므로 뇌의 가장 고차원적인 신경 기능을 주관하는 것이 신피
질이다.

〈그림 8-1〉은 우대뇌반구를 내측면에서 본 것이다. 대뇌반구
의 대부분은 신피질이다. 뇌량과 간뇌를 둥글게 둘러싸고 있는
부분이 고피질이고 신피질 밑에 있으면서 이 부분의 가장자리를
차지하고 있는 부분이 대뇌변연계(大腦邊緣系)이다. 대뇌변연계라
고 하는 명칭은 이와 같은 구조적 특징에서 유래된 이름이다.

〈그림 8-1〉은 후구, 후삭, 편도체, 해마, 대상회 등 대뇌변연
계를 구성하는 중요한 요소들을 보여 주는 그림이다.

대뇌변연계는 어떤 작용을 하는 뇌 부위인가? 일반적으로 신
피질 밑에 있으면서 동물이 살아가기 위한 일차적인 기능 즉 개
체의 생명 유지(심장 박동과 호흡 운동)와 종족 유지(생식)에 관
계되는 중요한 기능을 하는 것으로 알려져 있다.

또한 시상하부와 함께 자율신경 기능과 내분비 조절을 통합하
며, 공격 행동, 도피 행동, 섭식 행동, 성행동 등의 본능적인 행
동을 조절하고 쾌감과 불쾌감, 분노와 공포감과 같은 정동 반응
(정서 반응)도 이 대뇌변연계에서 조절하고 있는 것으로 알려져
있다.

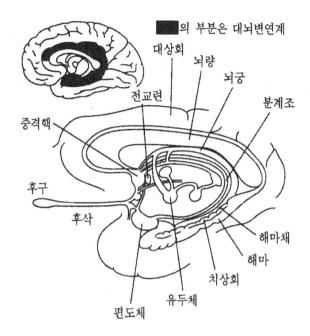

의 부분은 대뇌변연계

대상회
뇌량
뇌궁
분계조
전교련
중격핵
후구
후삭
해마채
해마
치상회
유두체
편도체

〈그림 8-1〉 대뇌변연계의 구조(모식도)

　동물은 쾌감을 느끼게 되면 그것을 반복하여 느끼려고 하는
행동을 하게 되며, 반대로 불쾌감을 느끼게 되면 이것을 거부
또는 피하려고 하는 행동을 유발하게 된다. 이런 점에서 보면
어떤 행동에 동기(모티브)를 부여하는 장소가 바로 대뇌변연계에
있다고 할 수 있다.

　동물이 살아가기 위해서는 위에서와 같은 본능적인 행동뿐만
아니라 출생 이후에부터 경험하고 학습한 것을 기억해 두어야
할 필요도 생기게 된다. 이러한 필요성에 대응하여 대뇌변연계
에 새로운 구조(기능)가 추가로 진화하게 되었는데 그것이 해마
(海馬)라고 하는 것이다. 사람에게 이 해마(기억장치)는 없어서는

안 될 필수적인 뇌 부위인 것이다.

　흰쥐와 원숭이 등에서는 편도체와 해마에 자웅 차이(성차)가 있는 것으로 알려져 있으나, 사람은 대뇌변연계의 구성 성분인 전교련에서만 남녀 차이가 인정될 뿐, 기타 부위에서는 성차가 잘 알려져 있지 않다. 만약 사람에게도 편도체나 해마에 성차가 있다고 한다면 남자와 여자의 정동(정서) 반응에 뚜렷한 차이가 나타나야 할 것으로 추정된다. 말하자면 똑같은 정보가 입력된다고 하더라도 쾌 · 불쾌의 가치 판단이 남녀가 서로 다르다는 이야기이다. 예를 들면 성교하는 장면(포르노)을 보았을 경우, 남자가 느끼는 감정과 여자가 느끼는 감정은 서로 다르기 때문에 그 반응도 달라질 수 있는 것이다.

2. 편도체의 기능에 대한 새로운 평가

　대뇌변연계를 구성하는 요소 중의 하나인 편도체(扁桃體)의 역할에 대해 생각해 보기로 하자. 동물의 편도체를 실험적으로 자극하거나 파괴하면, 정동(감정) 행동에 큰 변화가 일어나는 것을 볼 수 있다.

　원숭이의 편도체와 그 주위의 대뇌피질을 파괴하면 정동 반응이 둔해지는 것을 볼 수 있다. 보통 뱀이나 개를 무서워하던 원숭이도 편도체가 파괴되면, 뱀이나 개가 가까이 접근해도 무서워하지 않게 된다. 고양이와 흰쥐도 편도체가 파괴되면 원숭이와 비슷한 반응을 보인다. 더욱이 수컷 고양이의 경우, 편도체를 파괴하면 토끼와도 교미하려고 올라타기 행동을 취하고, 경우에 따라서는 사람에게도 성행동을 나타내려고 한다. 이것은 수컷 고양이가 자기의 성적 대상을 분간할 수 없기 때문이다.

이러한 사실에서 편도체는 쾌 · 불쾌나 공포감, 무관심과 같은 정동 반응을 구동(드라이브)시키는 기구가 존재하는 뇌 부위임을 알 수 있다.

예를 들면 빨간 사과가 나무에서 떨어지는 광경을 원숭이가 보았다고 한다면, 빨간색이나 사과의 특징, 사과의 낙하 운동 등은 대뇌피질의 시각야와 연합야에서 처리되고 인식되지만, 이것을 먹으면 맛이 있을 것이라는 판단은 편도체에서 처리되고, 공복이라면 이 사과를 먹는 행동을 하게 되는 것이다.

편도체의 가치 판단 기능에는 먹는 것뿐만 아니라, 무엇인가가 눈에 보이면 그것이 자기에게 해를 끼칠 것인가 아니면 이로울 것인가를 판단하는 기능도 포함되어 있다. 만약 친구라면 가까이 가서 사귀게 되고 적인 경우에는 자기보다 강하다고 생각되면 도망가든가, 약하다고 생각되면 공격을 가하든가 택일하게 되는데 이와 같은 가치 판단 기능도 편도체에서 행해지는 것이다.

아름다운 여자를 보거나, 멋있는 남자를 만났을 때 한번 사귀고 싶은 충동을 느끼게 되는 것은 역시 편도체 때문이라고 생각된다. 사람의 경우 이러한 정서적인 행동뿐만 아니라 고차원적인 가치 판단에도 편도체가 깊이 관여하여 신피질의 연합야(신신피질)에서 행해지고 있는 사고 작용과도 연관이 있다고 알려져 있다.

우리가 향기로운 꽃냄새를 맡았을 때 마음이 상쾌해지고 기분이 좋아진다든가, 이와는 반대로 기발한 아이디어가 생각났을 때 무릎을 치면서 바로 이거다라고 하면서 즐거워하든가, 생각

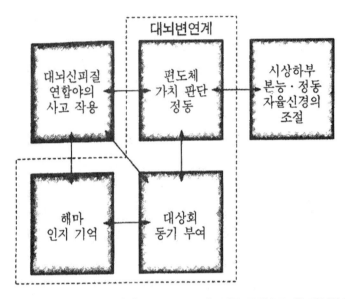

〈그림 8-2〉 사고 작용계(예)에 있어서의 편도체를 중심으로 한 대뇌변
연계의 역할

조차 하기 싫은 사람을 만났을 때 느끼는 혐오감 같은 감정은
모두 편도체에 의해서 이루어지는 가치 판단계의 역할이다. 이
와 같은 감정(정동)은 신피질에서 일어나지 않는다는 것이 정설
로 되어 있다.

그러나 사고(생각)하는 방식에 있어서 귀찮고 하기 싫은 생각
을 하는 경우와 재미있다고 생각하는 경우가 있는데 이와 같이
동기 부여를 해주는 기능은 대상회 〈그림 8-1〉에서 이루어지는
것으로 알려져 있다.

신신피질(대뇌연합야)에서 생각해 낸 아이디어를 뒷받침하여
기억하는 장치는 해마인데 이것은 사고 작용(의식)이 행해지는
동안 언제든지 그 데이터(자료)를 끄집어낼 수 있는 장치이다.

그렇다고 본다면, 신신피질의 사고 기능은 신피질으로만 행해지는 것이 아니라 대뇌변연계와 연대하여 이루어지는 것이라고 볼 수 있다. 그런 의미에서 대뇌변연계는 정동(감정)의 장소인 동시에 지식의 장소이기도 하다. 따라서 남자다움과 여자다움도 이 뇌 부위 속에 깊게 침전되어, 정동적인 행동에 뒤이어 지성적인 표현으로 나타난다고 볼 수 있기 때문에 지식 기능과 정동기능의 성차는 거의 존재하지 않는다고 할 수 있다.

3. 서비기관과 페로몬

지금까지 인간의 대뇌피질의 진화 수준에 따라 대뇌변연계의 역할을 서술했다. 본 절에서는 고피질의 본래 기능인 후각(냄새 감각)에 관한 이야기를 하고자 한다.

흰쥐를 보면 코안의 비중격 양쪽에 후점막이 발달되어 있으며, 여기에서 자극된 후신경이 사판을 관통하여 뇌 속으로 들어가 부후구에서 끝난다.

이 후점막 속에 후각상피와 비슷한 상피로 구성된 서비기관(야콥슨기관)이라고 하는 것이 발달해 있다.

이 서비기관(鋤鼻器官)은 사람에게는 흔적인 것으로 태아기에서 신생아에 걸쳐 일시적으로 볼 수 있으나 성인에게서는 퇴화해 볼 수 없다. 그러나 다음 절에서도 설명하겠지만, 최근 성인에게서도 정상 구조를 갖춘 서비기관이 있음을 알게 되었다.

따라서 흰쥐는 냄새를 맡는 후각상피와 서비기관 등 두 개의 후각수용기관이 있는 셈이다. 특히 서비기관은 성페로몬 등의 화학적인 자극을 주로 받아들이는 수용기로 알려져 있다.

후각상피에서 들어온 냄새 정보는 주후구로 들어 온 다음 편도체질야와 후내야 등에 투사되어 냄새 감각을 이루어 우리의 의식에 도달하게 된다. 서비기관에서 온 정보는 부후구를 거쳐 편도내측야에서 투사되는데 흰쥐에서는 이 부분이 페로몬을 감지하는 중요한 역할을 한다. 수컷 흰쥐에서 이 편도내측야를 파괴하면, 서비기관을 파괴한 것과 같은 영향을 미쳐 수컷으로서의 성행동을 할 수 없게 된다. 이것은 수컷 흰쥐의 성행동을 발현시키는 데 안드로겐뿐만 아니라 성페로몬도 필요하다는 사실을 시사해 주고 있다.

4. 사람도 페로몬의 영향을 받는다

최근 켄터키대학의 다카미 박사 등은 비중격만곡 교정 수술 중 떼어낸 비점막조직을 조사한 바, 지금까지 성인에게서 퇴화해 없어진 것으로 생각되었던 서비기관이 분명히 존재한다는 사실을 확인하게 되었다. 이 서비기관의 상피 속에 감각세포가 혼입되어 있어서 신경세포로서 기능을 발휘하고 있음을 알게 된 것이다.

앞 절에서 말한 바와 같이 서비기관 상피는 페로몬을 감지하는 수용체로 알려져 왔으며, 과연 사람의 페로몬이 서비기관에도 영향을 미치는가 하는 문제가 과제로 남아 있었다.

현재 유타대학과 모 화장품 회사가 공동으로 매우 재미있는 실험을 시행하고 있다. 6명의 여성과 9명의 남성을 실험 대상자로 하여, 각각 냄새를 감지하는 후각상피와 페로몬을 감지하는 서비기관에 따로따로 전극을 부착하여 감각세포의 전위 차를 기록하는 실험을 시행한 것이다.

보통의 향수를 냄새 맡게 한 경우에는 남녀 모두 후각상피의 감각세포가 흥분해 높은 전위 차를 보였지만, 서비기관에서는 아무런 전위의 변화도 일어나지 않았다. 이것은 곧 향수 냄새는 후각상피에 의해서만 감지될 뿐 서비기관에 의해서는 감지되지 않음을 말해 주는 것이다.

한편 페로몬으로 알려진 4가지 물질을 냄새 맡게 하는 경우에서도 여러 가지 반응이 나타났다. 첫째 페로몬은 사람의 표피세포로부터 추출한 용액이었다. 두 번째 페로몬에는 여성의 서비기관만이 전위 차를 보였고 후각상피의 감각세포는 전연 반응을 보이지 않았다. 남성의 경우 후각상피도 서비기관도 모두 전연 반응이 없었다. 나머지 두 개 페로몬에는 반대로 남성의 서비기관의 감각세포는 반응을 보이고 후각상피의 감각세포는 반응하지 않았다. 여성은 두 가지에서 모두 전연 전위 차를 보이지 않았다.

위의 실험 결과는 무엇을 의미하는가? 아직 실험이 진행 중이므로 상세한 것은 잘 모르지만 페로몬으로 알려진 물질에는 남성에 의해서 반응되는 것과 여성에 의해 반응되는 것이 존재한다는 사실은 확실해진 것 같다. 그러나 페로몬이 서비기관에 의해서만 반응되고 후각상피에 의해서는 반응되지 않는 사실은 아마도 냄새라고 하는 감각은 우리의 의식에까지 영향을 미칠 수있는 감각은 되지 못한다고 생각할 수 있다.

이들 페로몬이 성적인 충동을 일으키는 유인물질인가 아닌가

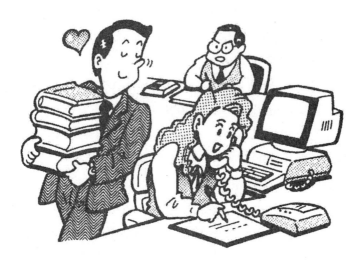

〈그림 8-3〉 사람도 페로몬이 효과가 있는 것 같다

는 알 수 없지만 우리도 모르는 사이에 피부나 기타 기관으로부터 페로몬이 방출되어 무의식중에 이성을 자극하고 있는지도 모른다. 남성에 의해서 방출된 것은 여성에게, 그리고 여성에 의해서 방출된 것은 남성에게 영향을 미치리라고 생각된다. 실험 대상이 되었던 모든 피검자들이 별안간 무엇인가 기분이 좋아지고 이완된 분위기였다고 말한 것을 보면, 페로몬이 무엇인가 효과를 나타낸 것임에 틀림없다.

흰쥐뿐만 아니라 원숭이에게서도 페로몬이 발견되었기 때문에 사람에게도 페로몬이 작용하고 있을 가능성은 매우 높다. 그러나 그 효과가 지나치게 크다면「트리스탄과 이졸데」(바그너의 악극)와 같은 비극을 초래할 수도 있으므로 실험 연구를 할 때에는 매우 신중을 기해야 할 것이다.

9장

수학자 중에 남자가 많은 이유는 무엇인가

1. 미국의 수학적 조숙아는 남자가 많다

남자는 이과 계열, 여자는 문과 계열이라는 일반적인 성향은 동양에서뿐만 아니라 서양에서도 마찬가지인 것 같다. 최근에 와서 이과 계열로 진학하는 여성의 비율이 늘어나긴 했지만 역시 남녀의 진학 계열의 차이가 큰 것은 사실이다.

이 차이의 원인으로 여러 가지 사회적인 요인이 고려될 수 있지만, 무엇보다도 수학에 뛰어난 재질이 있는 남자의 장점이 가장 큰 비중을 차지하는 것 같다. 여자의 경우, 수학을 잘하면 오히려 친구들로부터 소외당하기 일쑤다. 또한 가정에서도 남자 어린이가 산수 시험 성적이 나쁠 때는 부모로부터 호되게 꾸지람을 듣게 되지만 여자 어린이의 경우에는 별로 야단맞지 않는 것이 사회 통념이다. 교실에서도 교사가 여자 어린이에 대해서만은 어려운 산수를 강요하지 않았던 것도 사실이다. 그러나 미국에서는 이와 같은 풍조를 개선하여 여자 어린이에 대해서도 수학을 열심히 가르치기 시작했다.

미국의 존스홉킨스대학의 스탄레와 아이오와대학의 카미라 벤보우 교수는 20년에 걸쳐 수학적 조숙아에 관한 연구를 계속했다. 이 연구를 하게 된 첫 번째 목적은 수학에서 천재적인 재능을 발휘하는 어린이를 조기에 발견하여 그 재능을 최대한 육성시켜 주자는 것이었다. 그러나 연구를 진행하는 도중에 연구 방향이 생각지도 않은 방향으로 변질하기에 이르렀다.

이 연구를 시작한 것은 1972년이었다. 초등학교 성적이 상위 3%에 속하는 우수한 남자 어린이와 여자 어린이를 동수 선발하여, 중학교 일학년(12~13세) 때 대학 입학 자격 시험에 출제되

┌─────────────── 문제 예 ───────────────┐

메이슨 거리는 이글 호수 옆에 위치하고, 캔튼 거리는 메이슨 거리의 서쪽에 있다. 싱클레어 거리는 캔튼 거리의 동쪽에 있으나 메이슨 거리의 서쪽에 있다. 덱스터 거리는 리치먼드 거리의 동쪽에 있으며, 싱클레어 거리와 캔튼 거리의 서쪽에 있다. 이상 말한 모든 거리의 위치를 고려하면, 이들 거리 중에서 가장 서쪽에 위치하고 있는 거리는 어느 것인가?

   (A) 메이슨 거리   (B) 덱스터 거리   (C) 캔튼 거리
   (D) 싱클레어 거리 (E) 리치먼드 거리

└──────────────────────────────────────┘

〈그림 9-1〉 SAT-M의 문제 예

는 수리적 추측 능력 시험(SAT-M)의 문제 〈그림 9-1〉을 풀도록 했다.

이 시험 문제는 수학 그 자체라기보다는 수리적인 사고방식의 적성 여부를 보는 일종의 지능 시험에 가까운 것이었다.

이 연령대(12~13세)를 선택한 이유는 이 어린이들이 초등학교에서 중학교로 진학한 직후로 아직 대수학이나 기하학과 같은 정식적인 그리고 논리적인 수학 교육을 받고 있지 않은 상태이기 때문에 선입관 없이 문제를 생각할 수 있기 때문이다. 또한 초등학교의 산수 교육에는 남녀 차가 없다고 가정할 수 있기 때문이기도 했다. 말하자면 고등학교나 대학과 같이 이수해야 할 과목이 다양하기 때문에 생기는 남녀의 학력 차를 배제하기 위한 목적도 고려된 문제였다.

현재까지 이 SAT-M에 참여한 남녀 어린이는 백만 명 이상이

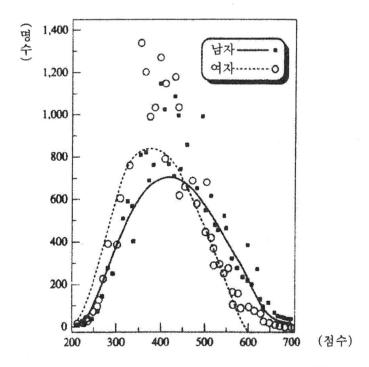

〈그림 9-2〉 SAT-M 성적의 남녀 분포. 1908~1982년 사이의
자료(남자 19,833명, 여자 19,937명) (벤보우, 1988)

나 된다.

시험 결과의 일부를 〈그림 9-2〉에 표시했다. 평균치를 비교하
면 남자 어린이가 여자 어린이보다 좋지만, 남자의 득점 폭이
크고 표준편차의 크기가 여자보다 1.5배나 되었다. 이것은 여자
어린이의 성적이 서로 비슷비슷한 데 반해 남자의 경우는 성적
이 아주 뛰어난 어린이가 있는가 하면 성적이 나쁜 어린이도 있
음을 말해 주는 결과라고 할 수 있다.

이 시험 집단은 전국 평균으로 보면 상위 3%에 속하는 매우 우수한 학생들이며, 중학교 1학년생이면서 고등학교 3학년 평균 점수 또는 그 이상의 점수를 딴 학생을 조사해 보면, 남녀 차이가 더 큰 사실을 발견할 수 있었다.

이 어린이들 중에서 500점 이상 맞은 어린이를 조사해 보면, 남녀 비율이 2 대 1로 남자가 우세하고, 600점 이상의 경우는 4 대 1, 700 이상의 경우(이 득점자는 10,000명에 1명)는 13 대 1로, 결국 고득점이 되면 될수록 남자의 비율이 높아지는 것을 알 수 있다. 다시 말하면 여자 어린이의 점수는 일률적(비슷비슷)이지만 남자는 양극단으로 치우치는 폭이 큰 것으로 나타났다.

이 결과는 당초의 의도(연구 목적)와는 달리 남녀 간의 성차를 연구하는 방향으로 전환되고 마는 결과를 초래하게 되었다. 이 연구 결과가 미국의 과학 잡지(사이언스)에 발표되자 많은 항의를 받게 되었다. 당연히 여성 학자들에 의해서 반론이 제기된 것이다. 초등학교의 산수 교육은 남녀가 균등하게 시행된다고 하더라도 이미 전술한 바와 같이 여자 어린이의 수리 능력이 떨어지는 것은 차별 대우나 무의식적으로 나타나는 사회적인 통념과 생활환경 등의 영향 때문이지 결코 여자 어린이가 선천적으로 열등해서 나타난 결과가 아니라는 주장이다.

만약 여성 학자들의 주장대로 사회 환경 때문이라면 이러한 남녀 간의 차이는 어느 정도 해소될지 모르지만 과거 20년간 계속 조사한 연구 결과가 변함없이 똑같은 경향을 보였으며, 미국뿐 아니라 독일과 중국 등에서 시행된 동일한 시험에서도 거의 같은 결과를 얻었다고 한다면 사실상 그들의 사회환경설은 설득력이 없어진다. 문제는 천재 중의 천재라고 할 수 있는 13

대 1(10,000대 1)에 속하는 특출한 남자 어린이의 수리 능력은 사회환경설만으로 설명하기 매우 힘들다는 것에 있다. 따라서 이 집단의 능력은 인공적으로 만들어진 차이라기보다는 본래적인 생물학적 차이에서 기인한 것이라고 이해하는 것이 더 설득력이 있을 것 같다.

2. 여자들의 성적은 왜 모두 비슷비슷한가?

SAT-M(수리 능력 시험)의 점수에서 여자는 아주 우수하지도 않고 또 그렇다고 아주 열등하지도 않은 모두 비슷비슷한 성적을 보여 거의 대부분이 중간 점수를 나타내고 있다는 사실은 생물학적으로 어떤 의미가 있는 것일까? 동물계에서 좋은 유전자를 끄집어내 조합하면 가능할지 모르지만, 그 조합이 이루어질 확률은 극히 낮은 것이 보통이다. 가장 안전한 방법은 양극으로 치우친 것을 제외한 상태에서 좋은 유전자끼리 조합하면 가능할 것이다. 이렇게 생각할 때 여자에게 양 극단성이 있는 것보다는 남자에게 있는 것이 더 자연의 이치에 순응하는 것이라 생각된다. 말하자면 여자가 우수한 남자를 선택하는 것이 더 자연스럽다는 뜻이다. 그러나 수리 능력이 뛰어나다는 것이 인간 재능의 전부가 아니므로 이것만을 가지고 남녀의 우월성을 논한다고 하는 것 자체가 무언가 비합리적인 발상이라고 생각된다.

여자 고득점자들이 직업을 선택하는 경향을 추적 조사해 본 결과, 그림을 그리거나 소설을 써 자기 의사를 표현하는 예술 분야와 사람을 상대하는 사회봉사 분야를 선호한 것에 반해서 남자 고득점자들은 물리학이나 수학 등을 포함하는 과학 분야에 가장 흥미를 갖고 있었으며, 다음으로 기계와 물체와 관계되는 사업에 흥미가 있는 것으로 나타났다. 다시 말하면 남자는 물체를 다루는 것에 흥미가 많았고, 여자는 사람들을 상대로 하는 데 더 흥미가 있었던 것으로 나타났다.

 그 후의 추적 조사에서 700점 이상을 얻은 남자는 고등학교 졸업 후 77%가 수학, 물리학, 공학 등의 분야로 진출했으나 여자는 47%만이 이 분야로 진출한 것을 볼 수 있었다. 이 남녀 차이는 무엇을 의미하는 것인가? 이와 같은 남녀의 차이가 생기게 된 원인이 단지 그들을 둘러싸고 있는 사회적이고 문화적인 환경 요인 때문이라고만 단정 지을 수는 없는 것이다.

3. 왼손잡이와 안드로겐

 SAT-M에서 700점 이상 맞은 학생은 전국 평균 수준에서 보면 100,000명 중 3명 안에 속하는 극히 우수한 집단이다. 이와 같은 천재 중의 천재는 과연 어떤 학생이 될 수 있는지가 매우 흥미 있는 일이다. 1절에서 말한 것처럼 남성 대 여성의 비율은 13 대 1로서 압도적으로 남성이 많은데 이 우수 집단의 특징이라고 한다면, 우선 왼손잡이가 많다고 하는 사실이다. 왼손잡이의 평균 출현율은 보통 7~10%이지만, 이 집단에서 왼손잡이의 출현율은 그 두 배인 20% 가까이 되었다.

 또한 천식 등 알레르기성 질환이나 기타 면역성 질환에 걸려 있거나 진행 중인 학생이 56%로 미국 전국의 평균 10%에 비하면 무려 6배나 된다. 그리고 눈이 근시인 학생이 53%로 평균 15%보다 거의 4배가 많아 '안경을 쓴 창백한 수재들'이라는 이미지가 바로 이 집단에 꼭 들어맞는 특징임을 알 수 있다.

일반적으로 어느 나라에서나 왼손잡이가 여성보다는 남성에게 많다고 하는 것은 주지의 사실이다. 1984년에 사망한 게슈빈트는 왼손잡이의 면역성에 관한 연구에서, 왼손잡이가 오른손잡이보다 면역성 질환에 2.7배나 더 잘 걸리기 쉽고 지진아도 많으며 편두통도 많다는 사실을 지적하고 있다.

임상적으로 출생 전(자궁 내 태아기)에 안드로겐이 과잉 분비되면 흉선의 발달이 저해되어 알레르기와 같은 면역성 질환에 걸리기 쉽다.

게슈빈트 등은 왼손잡이가 면역성 질환에 걸리기 쉬운 원인은 안드로겐이 태아기에 과잉으로 분비되어 이것이 뇌에도 작용하기 때문이라고 생각했으며 다음과 같은 가설을 제시했다.

태생기에 안드로겐이 과잉 분비되면 좌대뇌반구의 피질이 발달하고 특히 신경세포의 이동이 늦어지지만, 반대로 안드로겐 분비가 부족하면 이동이 빨라지게 되고, 그것이 빠르면 빠를수록 신경회로의 편성이 늦어지게 된다. 안드로겐 과잉으로 인해서 좌대뇌반구의 발달이 늦어지면 그 결과 우대뇌반구가 상대적으로 발달하게 된다. 따라서 왼손잡이인 남성 중 훌륭한 예술가나 음악가, 운동선수가 많은 이유는 우대뇌반구의 기능인 시각적, 공간적, 시간적 인지 능력이 뛰어나기 때문이라고 설명하고 있다. 레오나르도 다빈치나 미켈란젤로나 아인슈타인 등이 모두 왼손잡이였다.

한편 안드로겐 과잉 분비가 불행한 결과를 초래할 가능성도

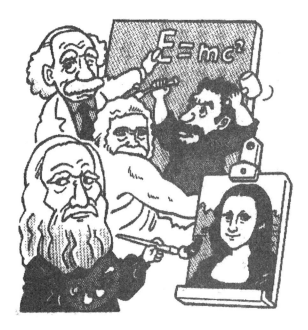

〈그림 9-3〉 천재들은 모두 왼손잡이

없지는 않다. 실독증(책을 읽지 못하는 증상), 학습장애아(지진
아), 말더듬이, 자폐증 등은 왼손잡이인 남자 어린이에게 많다.

　이는 좌대뇌반구 피질의 발달이 극단적으로 지연되기 때문에
생긴다고 생각되며, 과잉의 안드로겐이 좌대뇌반구의 언어중추에
있는 신경세포의 배열을 비정상적으로 만들기 때문이라고 보는
학자도 있다. 그러나 이 학설은 어째서 하필 좌대뇌반구의 발달
만을 안드로겐이 지연시키는가 하는 질문에는 별로 확실한 해답
을 주지 못하고 있다. 왼손잡이 여자도 많이 있다는 사실도 역
시 이 학설의 설명할 수 없는 약점이다.

　그러나 SAT-M 결과를 설명하는 데는, 이 학설이 어느 정도

유용하게 쓰이는 것은 사실이다. 가감승제 계산은 좌대뇌반구의 기능이고, 수학적인 추리 능력은 우대뇌반구의 기능이라고 생각해 왔다. 그러나 천재 중의 천재인 집단에 왼손잡이 남자가 많고 면역성 질환에 걸리기 쉽다는 사실을 감안한다면 안드로겐이 좌대뇌반구의 발달을 지연시켜 우대뇌반구의 기능을 촉진시켜주는 결과가 되어 결국 조숙한 수학 천재를 만들게 되는 것이라고 생각할 수 있다.

안드로겐에 의해서 성차가 생겼다고 한다면, 안드로겐 분비로 인해서 뇌가 영향을 받기 이전의 남녀 태아는 성차가 없었다는 결론이 나오므로, 그런 의미에서라면 수리 능력의 차이는 유전적이거나 본질적(선천적)인 차이는 아니라고 단정 지을 수도 있다.

따라서 종족 유지 기능이라고 하는 중요한 역할을 수행하는 여자 태아가 자궁 속에서 안드로겐의 영향을 받지 않으며 위험성이 없는 평화스러운 환경에서 발육된다고 하는 것은 매우 의미 깊은 일이다. 0.0003%의 확률로 생기는 수학 천재보다는 오히려 안전성을 선택한 셈이다. 자연의 섭리는 위대한 것이다.

4. 수학적 재능과 출생한 달과는 관계가 있는가

벤보우 등은 수학적 조숙아(천재)에 대해서 여러 가지 면에서 자료를 수집하고 있다. 그중 하나는 〈그림 9-4〉와 같은 자료이다. 이는 수학적 조숙아가 출생한 달을 조사해 본 것이다. SAT-M에서 최상위의 조숙아들이 출생한 달을 보면 2월과 7월 사이에 집중되어 있음을 발견할 수 있다. 특히 4월에서 6월 사

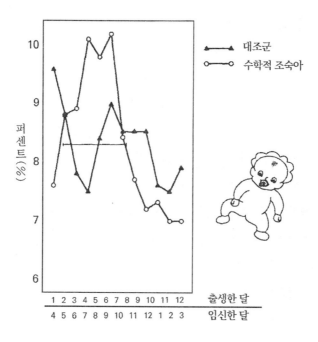

〈그림 9-4〉 수학적 조숙아가 출생한 달의 분포

이가 가장 많았다. 이것은 6월과 9월 사이에 임신했음을 암시하는데, 특히 이 시기는 낮 시간이 열두 시간 이상 되는 말하자면 태양이 내리쬐는 시기에 해당하는 것이다.

　태양광선이 직접 태아에 효과적으로 작용했다고 볼 수 없지만, 적어도 긴 하루해가 지속됨으로써 임산부의 뇌 속에 있는 송과선(송과체)에 작용하여 멜라닌 합성을 억제했을 가능성은 있다. 다시 말하면 낮 시간에는 멜라토닌의 합성이 억제되었지만, 야간에는 촉진되어 분비되고 있다. 그러므로 밤의 길이가 짧으면 그만큼 멜라토닌의 분비량도 감소하게 된다. 멜라토닌은 뇌하수체에서 분비되는 성선자극호르몬의 분비를 억제하므로 멜라

토닌이 태반을 통해서 태아의 뇌하수체에도 작용할 가능성이 있
다면 또한 멜라토닌 분비가 적은 시기(6월~9월 사이)에 임신했
다고 한다면 결국 태아의 뇌하수체에 대한 억제 능력도 약해져
안드로겐 분비를 증가시키는 결과를 초래하게 될 수 있다.

위에서 서술한 것과 직접 관계는 없지만 북극에 가까운 지방
에서 생활하는 사람을 보면, 3월 하순에 쌍둥이나 세쌍둥이를
출생하는 예가 다른 달에 비해 월등히 많다고 한다. 이 아기들
은 여름 백야(밤이 없는 시기)가 계속되는 시기에 임신된 아기들
로서 이 시기는 멜라토닌이 분비가 되지 않아 성선자극호르몬
분비도 억제되지 않는다. 결국 난포호르몬이 많이 분비되어 난
소로부터 2개 또는 3개씩의 많은 난자가 배란되기 때문에 이란
성 쌍둥이가 많이 출생하게 되는 것으로 해석할 수 있다.

5. 수학적 조숙아의 좌우대뇌반구

왼손잡이는 오른손잡이인 사람보다 대뇌의 인지 기능에 있어
서 좌대뇌반구와 우대뇌반구의 기능이 분명치 않다고 한다. 벤
보우 등은 SAT-M 성적에서 최상위 집단의 어린이에 대해서 이
좌우대뇌반구의 기능(측성화)의 차이가 어느 정도 다른지를 조사
해 보았다.

이 조사에서 대조군으로는 오른손잡이 집단을 사용했다. 연령
구성은 12세에서 14세의 남자와 여자를 대상으로 했다.

언어 능력 시험으로는 다이코틱 청취 시험을 그리고 유형인지
시험으로는 안면 윤곽 시험을 시행했다. 이 조사에서 얻을 수

있는 결과로는 오른손잡이라면 다이코틱 청취 시험에서 오른쪽 귀와 왼쪽 뇌가 우월하게 나타나고 안면 윤곽 시험에서는 오른쪽 뇌가 우월하게 나타날 것으로 예상되었다. 그런데 대조군의 남자와 여자에서는 예상했던 대로의 결과를 보였으나 수학적 조숙아 집단에서는 좌우대뇌반구의 차이가 없었다. 한편 안면 윤곽 시험에서는 우대뇌반구가 우월했으며 오히려 대조군보다도 더 우위로 나타났다.

벤보우 등은 이 두 개의 집단의 뇌파를 조사했는데 특히 α파의 출현 빈도에 주목했다. α파는 10Herz 전후의 주파수인 뇌파로서 마음이 차분하고 느긋한 기분일 때 나타나는 것이다. 아무것도 하지 않을 때, 수학적 조숙아와 대조군과를 비교해 보면, 수학적 조숙아의 좌대뇌반구로부터 α파가 더 많이 나왔다. 그러나 안면 윤곽 시험에서는 우대뇌반구가 더 활성화되었으며 특히 측두엽이 현저했다. 이것은 우대뇌반구에서 정보처리가 더 집중적으로 되고 있음을 나타내는 것이다.

언어 능력 시험에서도 수학적 조숙아가 우대뇌반구의 활동이 높았다. 한편 대조군에서는 이와 같은 경향은 볼 수 없었고 따라서 수학적 조숙아의 신경회로의 조립(구성)은 일반적인 어린이와 다를지도 모르는 일이다. 그러나 이 가능성이 뚜렷이 나타난 경우는 남자뿐이었으며 여자는 그다지 분명치 않았다. 이러한 사실에서 다시 한번 태아기에 분비되는 안드로겐의 역할이 큰 비중을 차지하고 있음을 엿볼 수 있다.

맥코비 등은 제대(탯줄) 혈중의 안드로겐 농도를 측정해 본 결과, 장남이 차남 이하의 동생들보다 높게 나타나 장남이 훨씬 더 안드로겐의 영향을 많이 받는다고 주장했다.

이 사실은 수학적 조숙아의 집단에서 장남이 62%인데 비해서
대조군은 48%로서 통계적으로도 큰 차이였다고 한다. 따라서
이것 역시 안드로겐설을 간접적으로 뒷받침해 주는 결과라고 볼
수 있다.

10장
마음의 병(정신병)에도
남녀 차이가 있는가

1. 자폐증은 남자 어린이에게 많다

자폐증(自閉症)이라고 하는 병이 최근 신문지상이나 텔레비전에서 가끔 화젯거리가 되고 있다. 자폐증 어린이를 둔 부모들의 고민이나 여러 가지 치료법에 관한 이야기가 그 대부분이다.

자폐증은 1943년 미국의 카나아가 남자 어린이 8명, 여자 어린이 3명 즉 11명의 어린이에 대해 연구한 뒤 그때까지 증상으로 알려지지 않았던 특이한 증상을 조기유아자폐증이라는 명칭을 붙인 것이 그 최초의 보고였다.

이 어린이들에게서 특징적인 것은, 출생 후 얼마 되지 않은 시기(조기)부터 사람이나 물건과의 접촉을 피해 구석진 곳에 혼자 있기를 좋아하는 버릇이다. 의사소통의 목적으로 한 말도 하지 못하는 것이 그 특징 중의 하나이다. 말을 못하는 정도도 다양하여 전혀 말하지 못하는 것에서부터 말은 하지만 말하는 방법에 이상이 있는 것 등에 이르기까지 많은 종류의 증상이 있다.

억양이 없는 발음, 혼잣말(중얼중얼), 흉내 내기(남의 말을 흉내 내는 것), 대명사의 역전 등으로 표현해서 보통의 대화가 불가능해질 때가 많다. 그 어린이가 노는 놀이나 움직임은 단조롭고 반복되는 것이 보통이고, 자기 주위의 환경을 항상 똑같은 상황으로 유지하려고 고집한다. 만약 이 요구가 받아들여지지 않으면 격렬한 패닉(초조감) 상태에 빠지게 된다.

한편 신체적으로는 외관상 아주 정상이며, 독특한 능력도 갖고 있다. 예를 들면 암기력이 뛰어나다던가, 달력, 역(驛)의 이름, 주식시장, 일기예보와 같은 것까지 관심을 갖고 일 년 전의 날짜를 기억하기도 하고, 한번 지나친 철도의 역 이름도 금방 알아맞히기도 한다. 일본에서도 자폐증에 대한 관심이 높아져 1952년에 그 한 예가 보고된 바가 있다. 그 후 많은 증예가 보고되어 그 진단 기준(1980년, 미국)이 마련되었고, 현재는 병의 명칭도 유아자폐증으로 통일되었다.

출생 후 보통은 30개월 이전에 약 2,500명 중 한 사람의 비율로 발생하며, 남자 어린이가 훨씬 많다. 카나아가 처음 발표했을 때는 11명 중 6명이 남자였으나 최근 조사에 의하면, 자폐증 어린이의 80~90%가 남자 어린이라고 한다. 따라서 남성 우위인 병이 틀림없다.

자폐증은 심신 발달에 장해를 받은 병으로 분류되고 있다. 세가와 박사는 자폐증은 뇌 속의 세로토닌 신경계와 도파민 신경계의 활성에 무엇인가 알 수 없는 이상이 생기는 증상이라고 했다. 동물 실험에서 세로토닌 뉴런의 집합체인 배봉선핵(背縫線核, 중뇌에 위치하는 신경핵)을 파괴하면, 사회적으로 고립시켰을 때 나타나는 이상한 행동을 보인다. 실험동물을 무리로부터 격리시켜 놓으면 배봉선핵의 세로토닌 뉴런의 활성이 저하된다. 이상과 같은 두 가지 실험 결과는 모두 수컷 동물에게서 더욱 현저하게 나타난다. 흰쥐의 배봉선핵의 세로토닌 뉴런, 청반핵의 노르아드레날린 뉴런, 흑질이나 복피개야의 도파민 뉴런 등을 파괴하면 극도의 무감동 상태에 빠지거나 무관심한 행동을 나타내기도 하고 지나치게 어리광을 부리거나 자폐증의 패닉 상태와 같은 난폭한 행동을 한다. 이와 같은 이상한 행동은 수컷 흰쥐에서 현저하게 나타난다.

이상과 같은 현상은 유아기에 세라토닌계, 도파민계의 활성이 남자에게서는 낮아지기 때문에 나타났을 가능성을 시사해 주고 있다. 9장 3절에서 서술한 바와 같이 게슈빈트 등은 출생 전후 안드로겐의 과잉 분비가 남자 어린이의 왼쪽 뇌의 발달을 지연 시켜서 이것이 학습 장해나 고차원적 뇌 기능 장해를 초래한다 고 생각했다. 따라서 안드로겐 과잉이 편도체나 도파민 뉴런에 영향을 미치기 때문에 자폐증의 빈도가 남자 어린이에게 더 크 게 나타난다고 설명했다.

순텐도대학의 구루 교수와 다니구치 박사는 자폐증 어린이의 CT를 관찰하다가 편도체가 이상하게 발달되어 있음을 발견했다. 또한 출생 전후 흰쥐에 안드로겐을 투여하면 시삭전야의 뇌실주 위층에 있는 도파민 뉴런의 수가 감소하는데 이것은 게슈빈트의 안드로겐 가설(과잉 분비설)을 간접적으로 지지해 주는 현상이라 고 설명했다.

2. 여자 어린이에게만 나타나는 레트 증후군

이 레트 증후군(Ret syndrome)은 오스트리아의 소아 신경학 자 레트가 1966년 처음으로 기재한 증상으로서, 뇌의 특이한 발달 장해로 인해서 생기는 것으로 알려져 있다. 이 병의 특징 은 역시 유아기에 자폐증 경향이 나타나는 것이다. 근 긴장이 저하되기 때문에 예예하는 대답도 하지 못할뿐더러 하기 힘들어 지게 된다. 이것은 손과 발의 협동 운동이 잘되지 않기 때문이다.

유아기 후반이 되면 무엇인가를 하려고 손을 스스로 움직이려 고 해도 잘 움직일 수가 없게 된다. 그리고 양손을 가슴 앞에서 비벼대는 특이한 행동을 반복하는 것이 특징이다.

이 병은 레트가 처음 보고했을 때는 고농도암모니아혈증을 동반하는 것이 특징이라고 생각했지만, 현재에 와서는 레트로증과의 관련성은 부정되고 있다.

자폐증이 세로토닌 뉴런과 도파민 뉴런의 활동 저하에 기인되는 것에 반해서, 노무라 박사 등은 레트증은 노르아드레날린 뉴런계의 변병이 그 원인이라고 생각하고 있다. 흰쥐의 노르아드레날린 뉴런이 집합하고 있는 청반핵의 뉴런의 크기와 수에 성차가 있고, 그 핵에서 신경섬유를 보내는 선조체와 대뇌변연계의 노르아드레날린 함량에도 성차가 나타나는 사실을 보면 노무라 박사 등의 가설이 진실일 가능성은 충분히 있다고 본다.

이 레트증이 여자에게만 발병되는 원인이 유전적인 것이기 때문이 아닌가 싶어 이 환자들의 가계(가족)를 조사해 보았다. 과연 어머니 쪽 가족에게서만 발병되었음이 확인되었다.

이것은 어머니를 통해 레트증적인 소질이 전달되고 있을 가능성이 높아 X염색체 내의 특이한 유전자가 그 원인이 아닌가 생각하고 있다.

3. 성인의 마음의 병(정신병)의 성차

필자의 저서「뇌를 통해서 본 남자와 여자」라는 책에서 이미 정신병의 성차에 대해서 서술한 바 있지만 여기에서는 간단히 정신병에 관한 최신 정보를 요약해서 설명하고자 한다.

정신병(정신 장애)은 매우 다양하여 뇌 손상이나 종양, 염증 또는 뇌혈관의 경화, 신경세포의 변성 등 하드웨어가 그 원인이 되는 것이 보통이지만 뇌 이외의 신체기관에 병이 생기거나 감염증, 내분비기관의 병, 중독증 등이 그 원인이 될 때도 많다.

이는 모두 신체에 문제가 야기된 경우로 신체인성 정신 장애라고 한다.

이에 반해서 내인성 정신 장애라고 하는 것이 있는데 여기에는 정신분열증이나 기분 장애 등이 포함되며 인간관계가 파탄됨으로써 오는 심리적 원인에서 발병하기 때문에 명확하게 그 원인은 알 수 없다.

후지다 보건위생대학의 스가하라 교수에 의하면 체인성 정신 장애 중에서 남녀의 성차가 있는 것은 알코올 장애와 노인성 치매라고 한다. 알코올 장애(의존증)는 그 정도에 따라 다양하면 건전한 음주 정도를 약간 벗어난 정도의 의존에서부터 알코올 정신병(중독증)에까지 이르고 있다. 최근 CT 스캔이나 MRI 등으로 검사해 보면 뇌가 위축되어 뇌 혈류관이 저하되어 있음을 알 수 있다.

뇌혈관 장애는 음주 인구의 대부분이 남성이므로 역시 이 병은 남자에게 많은 병이다. 이 병에 걸리는 원인에는 만작 문화(저녁에 술을 마시는 문화) 또는 연회 문화 등의 사회적 및 문화적 요인이 크게 관련되어 있다고 할 수 있다. 그러나 근년에 와서 여성 알코올 중독 환자가 증가하고 있는 것이 문제가 되고 있으며 특히 임산부가 음주하는 경우, 태아에게 심각한 알코올 증후군이 나타난다고 하는 보고도 증가 추세에 있다. 여성의 경우 남성보다 오히려 용이하게 알코올 의존성이 생겨 간 장애를 일으키기 쉽다고 한다.

노인성 치매는 고령화되어가는 사회를 맞는 20세기 종반에 특

남자에게 생기기 쉬운 마음의 병(정신병)	여자에게 생기기 쉬운 마음의 병(정신병)
노인성 치매 (뇌혈관 장애형)	노인성 치매 (알츠하이머형)
알코올 의존증 (문화적 요인)	
	우울증
강박신경증	히스테리형 신경증
	생식 정신병
	신경성 무식증

〈그림 10-1〉 남녀에게 생기기 쉬운 정신병

히 심각한 사회 문제로 부각되어 온 것이 사실이다. 정상적으로 64세 이상 노인의 6% 정도가 노인성 치매 상태라고 한다. 뇌혈관의 경화 등 뇌혈관 장애가 원인인 치매는 남성이 훨씬 많고, 알츠하이머형(신경 퇴화)은 여성에게 많다고 한다.

내인성 정신 장애에서 정신분열증의 발병율은 성차가 없다. 기분 장애(조울병)에는 조병상과 우울상을 함께 나타내는 쌍극형과 우울상만을 반복하는 단극형이 있는데, 쌍극형에는 성차가 없으나 단극형(우울상)에는 성차가 있어 특히 여성이 많다고 한다.

신경증에 있어서 강박 신경증은 남성에게 많고 히스테리형 신경증은 여성에게 많다.

또한 여성 특유의 정신질환으로 생식 정신병이 있다. 월경 전 신경 장애가 그 예로 이 병은 월경하기 전에 정신적으로 불안정하고 초조하고 신경질적인 상태가 되는 것이다. 또 하나는 산욕기 정신병으로 아기를 낳은 후 일주일 이내에 발병하는데, 정신 착란, 건망증, 환각 망상증, 억울 상태, 무욕심 상태, 곤혹 상태 등을 경험하게 된다. 이 장애는 출산으로 인해서 생기는 생리적 및 신체적인 부담과 내분비 환경의 변화 그리고 사회 심리적인 요인 때문에 생기는 증상이라고 생각된다. 이 증상보다 더 경미한 정신적 불안 상태를 흔히 매터니티 블루(산모 우울증)라고도 한다. 약간 울적해지고 울기도 하면서 잠도 잘 못 자는 상태가 그것이다.

신경성 무식증도 여성에게만 나타나는 질환인데, 10대 후반에서 20대 전반에 걸쳐 많이 나타난다. 스스로 식사를 극도로 제한(금식)하여 삐쩍 마르고 무월경 상태가 된다. 그러나 최근에 와서는 섭식 거부(음식 혐오증)를 하기보다는 숨어서 먹기, 훔쳐 먹기와 구토, 설사제를 남용하는 등의 행위를 반복하는 등 이상한 식생활을 하는 경향이 생겨났다. 여성으로 태어난 것에 대한 거부감, 성숙한 여성에 대한 거부감이 근저에 깔려 있기 때문이라고 생각되며, 모자 관계가 왜곡되는 것과도 관계가 있는 것으로 알려져 있다. 또한 몸의 비만증을 회유하기 위한 심적인 필요성도 요인으로 작용한다고 본다. 식도락 시대인 오늘날에 와서 옛날보다도 이 병이 훨씬 더 많아졌다고 한다. 그러므로 이 신경성 무식증은 말하자면 시대적인 배경에 의해서 생겨난 병이라고도 할 수 있겠다.

4. 여성의 뇌가 더 건강하다

나이가 많아짐에 따라 뇌의 신경세포 수는 감소한다. 어떤 학자는 하루에 10만 개의 신경세포가 죽어간다고 말한다. 그렇다면 20대인 사람은 40년 후에는 약 14억 개의 세포를 잃게 된다는 계산이 나온다.

20대인 사람의 신경세포가 140억 개라고 한다면 40년 후에는 10%가 감소하는 셈이다. 감소하는 수는 뇌 부위에 따라 차이가 있어, 감소하는 부위가 중요한 부위일수록 감소로 인해서 받는 영향이 크게 나타나게 된다.

일부 예외는 있지만 생명 유지에 직접 관계되는 신경세포는 거의 감소하지 않는다고 한다.

고령자의 대뇌피질을 조사해 보면, 시각이나 청각을 받아들이는 신경세포의 수는 청년의 반 정도밖에 안 된다고 한다. 이 감소 현상은 특히 대형 신경세포에서 심하다고 한다. 그러므로 뇌가 노화된다고 하는 것은 시각과 청각 능력이 저하되는 것을 의미한다고도 볼 수 있다.

감각신경세포뿐만 아니라 운동세포도 대형 신경세포가 반으로 감소된다고 하는 사실이 알려져 있다. 중뇌의 흑질(도파민 뉴런이 있는 곳)에 대해 1절에서도 서술했지만 이 부분도 노화함에 따라 신경세포가 감소되는 부분으로 노화되면 보행(걸음걸이) 등의 운동 능력이 저하된다는 사실을 뒷받침해 주고 있다.

최근 미국 펜실베이니아대학의 가아 교수가 MRI를 사용하여 18세부터 80세까지의 건강한 남자 34명과 여자 35명에 대하여 뇌를 조사한 결과, 나이가 들어감에 따라 뇌가 위축되고 대뇌구

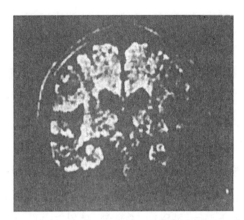

〈그림 10-2〉 노인(87세)의 대뇌 MRI
사진(남자). 대뇌피질의 대뇌구
사이(간극)가 크게 벌어져 있다

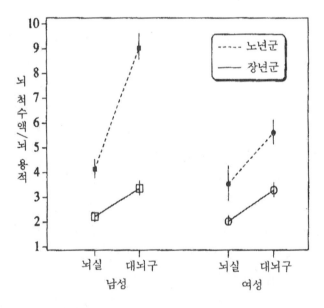

〈그림 10-3〉 뇌 용적에 대한 뇌척수액의 비율

의 사이가 벌어지며, 두개골과 뇌 사이에 간극(공간)이 생기는 사실(〈그림 10-2〉)을 정량적으로 알 수 있었다.

그 지표로서 뇌의 부피와 뇌척수액이 차지하는 용적을 측정했다. 뇌의 부피는 나이가 들어감에 따라 작아지지만 반대로 뇌척수액이 차지하는 용적은 커지는 사실을 발견했다. 커지는 증가율은 여자보다 남자가 훨씬 더 컸다. 이것은 남자가 더 빨리 위축되고 공간이 커졌음을 말해 주고 있다. 〈그림 10-3〉은 뇌와 뇌실 사이, 뇌와 대뇌구 사이에서 뇌 용적에 대한 뇌척수액의 비율을 측정한 결과이다. 55세 이하의 장년군과 55세 이상의 노년군을 남녀별로 비교해 보면, 남자의 뇌의 체적 대뇌의 척수액(용적) 비율의 변화가 더 급격하므로 뇌 위축이 더 심하게 진행되었음을 알 수 있다. 즉 남자가 여자보다 약 3배 정도 더 빨리 위축되었음을 알 수 있다.

또한 노년군 남자는 좌대뇌반구의 위축이 우대뇌반구보다 크지만, 여자는 좌우에 별로 큰 차이가 없었다.

가아 교수는 이 남녀 간의 성차에 대해서 여성호르몬인 에스트로겐이 여성의 뇌 위축을 방지해 주기 때문이 아닌지 추측하고 있다. 미국과 일본에서 이와 관련한 실험을 해보았다. 에스트로겐을 알츠하이머형 노인성 치매증이 있는 여성에게 투여한 바 치매 증상이 크게 개선되는 사실을 발견할 수 있었다. 이 사실은 매우 흥미 있는 일로서 에스트로겐이 신경성 영양인자로 작용하여 시냅스(연접)를 재생시키고 신경축삭이나 수상돌기의 신장을 촉진함으로써 뇌의 노화를 방지했음을 시사해 주는 것이다.

11장
남자와 여자의 공격성

1. 분노의 표현 - 공격 행동

현대 사회처럼 스트레스가 많은 환경 속에서 생활하게 되면 몹시 화가 나는 일이 생겨 분노를 도저히 참을 수 없어 폭발할 때가 가끔 있다. 정치와 사회에 불상사가 일어나면 매스컴은 일제히 입을 모아 시민의 분노를 대신해 계속 파헤치기 때문에 나중에 분노라고 하는 단어에 오히려 무감각하게 되고 만다.

분노라고 하는 감정은 매우 주관적인 것이어서 혈압이 올라 얼굴이 붉어지고 정맥이 굵게 부풀어 오르면서 핏대를 세우게도 되고, 맥박(심박동)이 빨라지기도 한다. 이러한 우리의 신체적인 반응을 정동 반응이라고 한다. 그리고 이 정동 반응이 가시적으로 표현되는 것이 공격 행동이다. 우리는 일상생활 속에서 이 분노를 잘 조절하면서 만성적으로 억제하고 꾹 참고 살아갈 뿐이다.

동물이 노했을 때 털을 곤두세우거나 혈압이 높아져 맥박과 호흡이 빨라지는 것은 교감신경성 반응이 작동하기 때문이다. 이 분노 반응은 대뇌피질이 제거된 동물에게도 일어나기 때문에, 이 경우에는 분노를 일으키는 자극에 대해서 결코 공격 행동을 나타내지 않으므로 가성(가짜) 분노라고도 한다. 이런 의미에서 분노중추는 대뇌피질에 위치하고 있는 것이 아니라 하위의 시상하부에 있다고 볼 수 있다.

고양이나 흰쥐의 간뇌의 시상하부에 전극을 삽입하여 전기 자극을 가하면 공격하거나 방어하는 듯한 행동을 취하게 된다. 자극하는 장소에 따라 두 가지 종류의 공격 행동을 볼 수 있다. 그 하나는 시상하부의 내측부를 자극하면, 교감신경이 항진되고 분노에 정동 반응을 동반하는 방어 행동을 취한다. 다른 하나는 시상하부 외측부를 자극하면 상대방에게 조용히 접근하여 공격하는 포착 행동을 취하게 되는데 이때 교감신경은 항진되지 않는다. 이 포착 행동을 일으키는 시상하부 외측부에는 식욕중추가 있으므로 아마도 이 기능과 함께 작용하고 있는 것이 아닌가 생각된다.

편도체는 시상하부의 공격 행동과 함께 작용하면서 시상하부의 작용을 조절하는 역할도 하고 있다. 자극에 따라 공격 행동은 자극 즉시 발현되지만 자극이 정지됨과 동시에 공격 반응도 소실된다. 한편 편도체가 자극이 되는 경우에는 공격 행동이 서서히 나타난다. 동공(눈동자)은 산대(散大)되고 눈을 부릅뜨며, 체모가 곤두서면서 나중에는 공격 행동을 취하게 된다. 이와 같은 일련의 현상은 시상하부가 즉시 분노하여 공격 행동을 일으키지 않도록 편도체가 대뇌변연계의 다른 부분과 대뇌피질의 연합야와 긴밀히 협조하여 판단을 내리고 있음을 추측하게 한다. 동물이 적과 직면했을 때 공격하느냐 아니면 도망가느냐는 과거의 기억과 경험을 통합하여 판단하지 않으면 안 된다.

스트레스가 많은 사회에 사는 우리들의 문제도 사실상 시상하부에서 구동되는 분노를 편도체가 어떻게 대뇌연합야의 도움을 받아 완충시키고 그것을 잘 풀어나가느냐에 달린 것이다. 대뇌피질에 차곡차곡 쌓인 사회 규범 등의 자료에 너무 의존해서 딱딱하고 논리적이고 정형적인 판단만을 하게 되면, 심리적인 갈등은 더 커지게 되고 건강을 해치는 결과가 될 때도 없지 않다. 따라서 어떤 모양으로든 이 스트레스를 발산하는 일이 필요한 것이다.

2. 안드로겐과 공격성

남성은 여성보다 공격적인 행동을 훨씬 많이 과시한다. 운동 경기를 볼 때도 남성은 격투성이 강한 종목의 스포츠를 보는 것을 옛날부터 선호했다. 어린이 놀이를 보더라도 남자 어린이는 여자 어린이에 비해서 공격적인 요소가 많고, 놀이 자체가 공격 그 자체라고 해도 과언이 아니다.

원숭이 사회를 보면 무리 중의 보스(대장)가 되기 위해서는 공격성이 높은 개체가 유리하고, 무리 이외의 원숭이에 대항하는 방위 측면에서도 공격성은 필수적인 것이 사실이다. 이와 같은 힘의 사회에서는 역시 힘센 놈이 살아남기 때문에 공격성은 대장이 되기 위한 필수적인 조건인 셈이다.

공격 행동을 실험하는 데는 생쥐를 흔히 사용하고 있다. 수컷 생쥐는 매우 공격적이어서 수컷끼리 함께 놓아두면 같은 배의 새끼이거나 어렸을 때부터 함께 자란 생쥐가 아닌 한, 이길 때까지 싸움을 계속한다.

수컷 생쥐의 공격 행동에 관한 흥미 있는 실험(〈그림 11-1〉)을 한 바 있다.

생쥐의 자궁은 좌우로 나누어져 Y자 모양으로 되어 있으며 각각 4~5마리씩의 태아가 그림과 같이 자궁 속에서 자란다. 이 때 상하 양쪽 태아가 수컷인 태아 사이에서 자란 수컷과 상하 양쪽이 암컷이 태아 사이에서 자란 수컷을 표시한 후 출산 예정일에 제왕절개 수술을 하여 인공 분만시켜 성숙할 때까지 기다렸다가 이 두 마리 수컷의 공격 행동을 비교해 보았다.

그 결과 수컷 형제 사이에서 자란 수컷이 가장 공격성이 강하

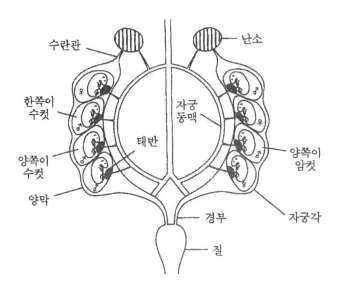

〈그림 11-1〉 생쥐의 자성 생식기관(모형도)과 태아

다는 사실을 발견했다. 양수 속의 안드로겐 함량을 측정해 보면,
수컷 형제 사이에 끼어 있던 개체의 경우가 암컷 사이에 끼어
있던 개체보다 훨씬 많았다. 이것은 자기의 정소에서 분비되는
안드로겐 이외에 형제로부터 분비되는 안드로겐이 더 추가 작용
을 했을 가능성을 말해 주고 있다. 이러한 사실에서 태아기에
안드로겐이 많이 작용할수록 공격성이 강해지고 보스 같은 생쥐
를 낳게 될 확률이 커짐을 알 수 있다.

한편 암컷 생쥐는 양순하여 공격 행동은 거의 하지 않는다.
그러나 생후 5일 이내에 안드로겐 주사를 하면 성숙한 후에 수
컷과 같이 공격적인 행동을 나타내게 된다. 그러므로 자웅 간의
공격성의 차이는 유전적으로 결정된다기보다는 출생 전후의 시
기에 안드로겐이 얼마만큼 뇌에 작용하는가에 따라 좌우될 수

있음을 암시해 주고 있다.

3장 4절에서 선천성 부신과다형성증인 여자는 임신 중에 부신으로부터 분비된 안드로겐의 영향을 받아 공격적인 성향을 갖게 된다고 서술한 바 있다. 미국의 레이니쉬 박사에 의하면 유산을 방지하기 위해 안드로겐 작용을 갖고 있는 황체호르몬(합성 제제)이 투여된 산모에게서 태어난 여자는 보통 여자보다 더 공격적인 성격이 강하다고 한다. 그렇다고 한다면 사람에게도 안드로겐이 공격적인 뇌를 만드는 데 중요한 역할을 하지 않을까 생각된다.

수컷 생쥐(성체)를 거세(去勢, 정소 제거)해 버리면, 공격적인 뇌를 갖고 있더라도 양순해진다. 그러나 안드로겐을 주사하면 또다시 공격성이 회복된다. 한편 양순한 암컷 생쥐에 안드로겐을 주사하더라도 별로 공격적인 행동은 하지 않는다. 결국 원래 양순한 뇌는 안드로겐의 영향을 받지 않는 셈이다. 그러나 암컷 생쥐라도 생후 5일 이내에 안드로겐을 주사하면 후에 성체가 되면 공격성을 나타내게 된다.

사람에게도 안드로겐이 공격성에 관여하는 것은 확실하다. 왜냐하면 권투와 테니스 선수가 시합에서 이겼을 때와 졌을 때 혈중 안드로겐 농도를 측정해 본 바 이겼을 때는 높지만 졌을 때는 농도가 낮았기 때문이다. 이와 같이 안드로겐은 남성다움을 만드는 데 직접 관여하여 공격 행동을 일으키는 동기 요인으로 작용한다고 볼 수 있다.

3. 양순한 뇌를 공격적으로 구동하게 하는 것은 무엇인가

양순한 뇌를 갖고 있는 암컷 생쥐도 공격적인 태도를 보일 때가 있다. 즉 임신하고 있을 때나 젖을 먹일 때는 매우 격렬한 공격성을 나타낸다. 이것은 임신 중 평화스러운 자기 영역을 지키기 위한 본능적인 방어 행동이기 때문이다.

그런데 최근에 이러한 방어 행동은 자기 새끼를 수호하기 위한 본능적인 목적만이 아니라는 가설이 나와 화제가 되고 있다. 수유 중에 보이는 공격 행동은 모성적 공격 행동이라고도 하는데 이것은 자기가 낳은 새끼를 수컷이 죽이지 못하도록 위협하는 행동이라는 것이다. 또한 수컷의 공격성을 시험하면서 강한 유전자를 갖는 새끼를 낳기 위해 다음 배우자를 선택하는 일종의 과시 행위라고 생각하는 학자도 있다.

이제 〈그림 11-2〉에서와 같이 수컷 생쥐와 암컷 생쥐가 동거하고 있는 장소에 다른 수컷과 암컷을 넣고 관찰해 보면 재미있는 결과를 볼 수 있다.

동거하던 수컷은 수컷 침입자만 공격하고 동거하던 암컷은 암컷과 수컷을 모두 공격했지만, 공격성은 그다지 강하지 않았다. 그러나 동거하던 암컷이 임신하게 되면 수컷은 수컷 침입자뿐만 아니라 암컷 침입자도 공격하고, 임신한 암컷은 암컷 침입자만 공격했다. 후자의 경우 동거하는 수컷의 성적(性的) 상대가 될 수 있는 암컷(침입한 것)에 대한 공격이라고 볼 수 있다. 포유(수유) 기간의 공격성을 관찰해 보면, 자웅 모두 거의 같은 성향을 나타냈고, 침입자의 성에 관계없이 모두 공격했다.

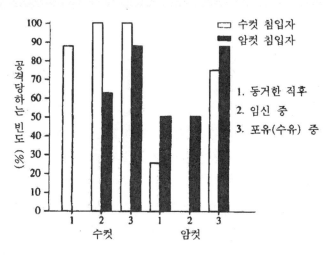

〈그림 11-2〉 수컷과 암컷의 공격성 차이

위의 사실에서 수컷은 자기 새끼를 침입자로부터 보호하려는 부성애적인 본능이 있음을 알 수 있으며 이것은 안전하게 자기의 유전자를 남기려고 하는 행동적 표현이라고 할 수 있다. 암컷은 동거하는 수컷과 부부의 정이 강해지면 강해질수록 침입한 암컷에게 더 공격적이었는데 이것은 더 안정된 분위기 속에서 출산하고 포유(수유)하기 위해서는 성적 라이벌(경쟁자)을 제거해야 할 필요성에서 기인한 투쟁심 때문인 것으로 생각된다.

그러나 이와 같이 양순한 암컷 생쥐를 공격적인 상태로 구동하게 하는 것이 과연 무엇인지는 아직 알 수 없다. 이상의 실험에서 동거하던 암컷 생쥐의 안드로겐 분비는 극히 저조했음에도 불구하고 그토록 공격적으로 만드는 것이 과연 무엇인지는 매우 흥미 있는 과제가 아닐 수 없다.

4. 여성의 공격성

암컷 생쥐의 공격 행동에 대해서 전 절에서 이미 서술했다. 공격 행동을 구동하게 하는 구조(하드웨어)에 혹시 수컷과 암컷에 차이가 있는지가 문제이다. 흰쥐의 시상하부를 전기 자극하여 공격 행동을 유발하는 실험에서 자웅의 차이가 발견되지 않았다. 수컷과 암컷이 모두 똑같은 분노 반응을 보였으며, 함께 들어온 침입자를 공격했다. 그러나 공격성의 강도에 있어서는 암컷이 수컷보다 약한 경향을 보였다.

이러한 사실에서 시상하부 수준에서는 공격 행동을 일으키는 하드웨어는 자웅이 거의 똑같다고 할 수 있다. 따라서 공격적인 뇌와 양순한 뇌와의 차이는 결국 편도체를 중심으로 한 대뇌변연계에서 찾아야 할 것으로 생각된다. 비록 암컷이라고 하더라도 기본적으로는 공격 행동을 구동할 수 있는 조건은 모두 갖추고 있는 셈이다.

'남성은 공격적이고 힘이 세며, 여성은 양순하면 수동적'이라고 하는 동서고금의 사회 통념이 자연스럽게 받아들여지고 있는 것이 사실이다. 그러나 본래 여성도 분노라고 하는 정동을 표현하는 수단을 갖고 있으며, 공격 행동을 실천할 수 있는 구동력도 갖고 있다. 다만 그 표현의 방법이 남성과 다를 뿐이다.

극단적인 예로 10장 3절에서도 서술한 바와 같이 월경 전에 두통이나 정신적 불안, 우울증, 초조감 등을 호소하고 광폭성을 나타내게 되면 심하면 살인도 범하게 되는 경우가 있다. 이것은 황체호르몬(프로게스테론)이 분비되지 않기 때문에 일어나는 극단적인 예(월경 전 긴장증)라고 할 수 있다.

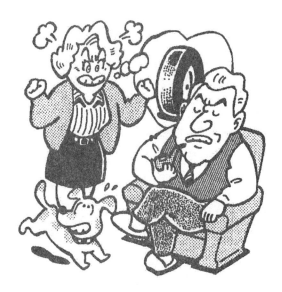

〈그림 11-3〉 여성(암컷)도 공격적일 때가 있다

　영국에서 36세의 한 여성이 어느 날 밤 남편과의 관계가 더 이상 지속될 수 없다고 판단되는 순간, 느닷없이 남편을 차에서 밀어내 죽게 한 일이 있었다. 그러나 재판에서 이 여성의 행위가 월경 전 긴장증에 기인한 결과로 선고됨으로써 무죄 석방된 판례가 있었다.

　여성이나 남성이나 분노하는 감정은 똑같고 당연하다고 느끼지만, 그러나 그것이 사회적 및 문화적인 제약 때문인지 아니면 표현 방법의 차이 때문인지는 아직 결정적인 정의를 내리기는 힘들다. 다만 위에서와 같은 판례는 남성과 전혀 다른 생물학적 특징을 갖고 있는 여성이기 때문에 내려진 결과라고 이해하지 않으면 안 되는 것이다.

5. Y염색체가 공격성의 원인인가

안드로겐 이외에 성염색체인 Y염색체가 남성이 공격성을 나타내는 원인이라고 주장하는 학자가 있다. 1969년 제이콥스 등은 스코틀랜드의 카스테아에 있는 보안병원에서 지능이 평균 이하이고 범죄 성향이 있는 남자 197명의 성염색체를 조사한 바 있다. 그중 7명이 XYY라고 하는 성염색체 이상을 나타낸다는 사실을 발견했다. 이것은 전체의 3.6%에 해당하는 수치로서 보통 남자의 0.1%보다 훨씬 큰 값이다. 제이콥스 박사는 바로 이 염색체(유전자)가 범죄유전자이거나 살인염색체일 것이라고 의심했다.

1978년 파리와 오스트레일리아에서 두 건의 살인 사건이 있었는데 범인들은 모두 XYY성염색체 이상의 남자들이었다. 그들은 물론 법적으로 행위의 책임을 묻지 않는 무죄판결을 받았다.

한편 덴마크의 코펜하겐에서 위트킨은 1944년에서 1947년 사이에 태어난 31,437명의 징병 검사자의 신장을 측정한 바 그중 16%가 184cm 이상이었는데, 이들의 염색체를 분석한 결과 12명이 XYY성염색체 이상이었고, 16명이 XXY성염색체 이상임을 발견했다. 위트킨은 XYY인 남자의 키가 큰 것은 Y염색체 위에 있는 신장유전자 때문이라고 주장했다. 이와 같은 주장을 하게 된 근거는 XYY 12명 중 5명(41.7%), XXY 16명 중 3명(18.8%)이 역시 범죄 경력이 있음을 알게 되었다. 이 결과는 정상 남자의 범죄율(9.3%)보다 훨씬 높은 것이었다. 그러나 XYY인 남자 중에서 실제로 폭력 행위로 유죄판결을 받았던 사람은 1명뿐이었으며 나머지는 모두 경범이었다. 따라서 XYY 염색체를 가진 사람은 곧 폭력적인 인간이라고 단정해서 말할 수 없게 되었다.

지능 검사에서는 5명 중 4명이 정신지체이므로 XYY인 사람이 범죄율이 높은 것은 난폭한 성격 때문이라기보다는 지능이 낮기 때문이라고 볼 수도 있다. 왜냐하면 일반적으로 지식수준이 낮은 사람일수록 범죄율이 높은 것은 당연한 일이기 때문이다.

모름지기 키가 크고 체력이 좋은 데 비해 낮은 지능을 가진 사람일수록 인간관계나 사회생활에서 문제를 일으키기 쉽고, 충동적으로 난폭한 행동을 하게 되는 경우가 많기 때문이기도 하다.

따라서 Y염색체에는 결론적으로 범죄유전자도 없고 살인유전자도 없다고 보는 것이 옳은 판단인 것 같다.

저자 후기
-행동의 남녀 차이와 유사성-

지금까지 이 책의 대부분을 남녀의 차이와 유사성을 나타내는 하드웨어(뇌)에 대해 할애하면서 서술했다. 일상생활 속에서 우리는 남자와 여자가 본질적인 차이가 있다고 잘못 생각해 왔으며 그 차이는 선천적인 것이라고 믿어 왔다. 그러나 전체적으로 보면 남녀의 차이보다는 남녀가 일치하는 것이 훨씬 많은 것을 발견하게 된다. 그러므로 이 책에서는 일치하는 대부분보다는 차이가 있는 일부분에 대해 자세히 논의하고 문제를 다루어 온 셈이다. 해부학이나 생리학 교과서를 봐도 남녀 차이에 대한 것은 극히 일부분인 것을 알 수 있다.

그러나 이 세상에 남자와 여자가 존재하는 한 남녀 사이에 사랑이 움트기도 하고 갈등도 생길 수밖에 없는 것이 인생이다. 그런 의미에서 남자다움과 여자다움은 필연적인 속성이며, 필요악인지도 모른다.

남자다움과 여자다움은 심리적인 성(Sex)이어서 절대적인 판단 기준이 없으며, 문화적으로도 시대 변천에 따라서도 변화할 소지는 얼마든지 있는 것이다. 물론 사회 환경과 문화 환경이 다른 나라일 경우, 남자다움과 여자다움의 표현 방법이 다를 수도 공통적일 수도 있는 것이다. 이것은 역시 남녀의 차이가 생물학적 배경이 투영될 수밖에 없는 것이기 때문인지도 모른다.

〈그림 A〉는 사람의 남자다움과 여자다움이 형성되어 가는 발달 과정과 상호 작용을 그림으로 나타낸 것이다. 태생기 때 안

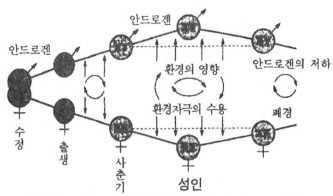

안드로겐

안드로겐

환경의 영향

안드로겐의 저하

환경자극의 수용

폐경

수정

출생

사춘기

성인

태생기 유년·소년기 (생식 가능한 연령) 노년기

〈그림 A〉 남자다움과 여자다움의 발달 과정-환경과 생물학적 요인과의
상호 작용

드로겐의 작용에 의해서, 뇌에 여러 가지 기능적 및 형태적인
성차가 생기게 되는 사실을 설명하려고 시도한 것이 중요한 요
점이다.

3장에서는 안드로겐의 영향이 유아기 놀이 유형에 나타나 인
간관계에서 확실한 성적 확인(아이덴티티)을 확립하게 만드는 과
정을 설명했다. 사춘기가 되면 성호르몬이 분비되기 시작하여
신체적으로도 정신적으로도 남자는 남자다워지고 여자는 여자다
워지게 된다. 그와 동시에 지금까지 주위를 의식하여 수동적이
었던 행동 수준에서 탈피해, 자기 나름의 성적 확인을 통해 자
기 자신을 찾게 되는 과정을 설명했다.

사춘기 이후에는 가정과 사회의 기대 속에서 남자로서 어떻게
행동해야 되고 여자로서 어떻게 행동해야 되는지가 문제로 등장
하게 된다. 〈그림 A〉에서 보면 남녀 사이의 거리가 많이 떨어져

있는 것처럼 보이지만, 이것은 이 시기가 생식 연령에 해당되어 남자다움과 여자다움의 차이가 극도로 표출되는 시기라고 추정한 데서 온 거리감이라고 생각하면 좋을 것이다. 연애 감정을 제외하고 다른 차원에서 생각해 본다면 남녀 간의 차이(성차)는 오히려 그렇게 큰 거리로 표시할 만큼 격리된 사이가 아닌지도 모른다. 나이가 들어감에 따라 남자는 안드로겐 분비가 감소되고, 여자는 폐경 이후 에스트로겐이 감소되어, 다시 남녀의 거리는 좁아지고 결국 성차는 점점 없어지게 되는 것이다.

〈그림 A〉에서 표시된 실선은 신체적인 성차도 어느 정도 고려하여 남자다움과 여자다움을 나타낸 곡선이지만 남녀의 행동이 거의 유사한 것을 생각한다면 이처럼 큰 폭의 거리를 두어서까지 남녀를 격리시킬 필요가 있을까 하는 생각도 하게 된다.

***

현대를 가리켜 변혁의 시대라고도 한다. 우리는 지금 21세기를 향해 무엇인가 더 새로운 것, 더 좋은 것, 더 편한 것, 더 바람직한 것을 기대하고 있다. '남자는 바깥일, 여자는 가정일'과 같은 고루하고도 진부한 정형적(스테레오타입)인 사고방식은 역사 속으로 사라지기 시작한지 이미 오래다.

사회적으로 왕성하게 활약하는 여성의 수가 증가하여 사회와 국가에 크게 공헌함으로써 남성 못지않은 오히려 여성 상위 시대를 맞고 있는 것이 현실이다.

이제는 종래의 고정 침체되었던 사회 통념이나 사회 규범에서 과감하게 벗어나야 할 시점에 와 있다. 남자와 여자의 생물학적 특성과 상호 관계를 액면 그대로 인정함으로써 남녀 관계의 새로운 이정표를 확립하고 참신한 진면목을 기반으로 하여 협조해 나갈 필요가 있게 된 것이다. 따라서 이 성차를 어떻게 하면 정확하게 이해하고, 어떻게 효과적으로 이용할 것인가를 생각하지 않으면 안 되는 것이다. 남자가 잘하는 것과 여자가 잘하는 것, 남자가 좋아하는 것과 여자가 좋아하는 것을 인정하여 남성 일변도, 남성 우위의 사회가 만들어 온 사회 규범을 타파하여 어처구니없이 매몰되어 있던 여성의 재능을 개발하고 발전시켜야 할 것이다. 이와 같은 발전의 가능성은 뇌량(腦梁)이나 전교련(前交連)의 성차를 이해하고 개발하는 것에서부터 시작해야 할 것이다.

남자다움과 여자다움을 건전하게 이해하고 지켜지는 사회에서부터 진정한 의미의 남성과 여성의 평등성이 보장된다고 말할 수 있는 것이다. 남녀평등이 보장되는 여건에서만이 상호 협력을 통해 최진, 최선, 최미에 도달하고 행복한 남녀 관계를 창출할 수 있을 것이라고 생각한다. 새로운 남녀 관계를 창출해 나아가는 일이 21세기를 향한 우리들의 가장 큰 과제 중의 하나라고 필자는 감히 제안하고 싶은 것이다.

역자 후기

어째서 여자 어린이는 인형이나 소꿉장난, 고무줄넘기를 좋아하고, 남자 어린이는 자동차나 비행기, 싸움 놀이를 좋아할까? 그 이유는 간단하다. 태어나면서부터 선천적으로 여자의 뇌와 남자의 뇌는 그러한 성차를 나타내도록 구조적으로 기능적으로 구별되어 있기 때문이다. 그 구조와 기능을 상세히 알기 쉽게 설명하는 일에는 최소한의 신경해부학과 생리학적 지식을 터득해야 하는데 그것을 저자는 호르몬 분비 메커니즘을 통한 많은 과학적 실험 결과를 토대로 자세히 설명하고 있다.

여자가 정신적인 패닉(공포감, 초조감)에 빠지기 쉬운 것은, 대뇌에서 좌뇌와 우뇌를 연결하는 회선이 차단되기 쉽기 때문임을 알게 되었다. 또한 동성애(동성연애, Homosex)에 빠지게 되는 것도 뇌 부위의 구조적인 특성이라는 사실을 발견함으로써, 단순한 심리적인 요인이라는 명목 하에 비윤리적인 행위로만 매도되어서는 안 된다는 여론이 일고 있는 것도 사실이다.

여자의 뇌와 남자의 뇌의 하드웨어(구조와 기능)에 어떤 본질적인 차이가 있는 것인가? 수학적 재능을 가진 조숙아는 어째서 남자 어린이에게 많은가? 레트증은 어째서 여자 어린이에게만 나타나는가? 사람을 남자답게 하는 요인은 무엇인가? 성염색체 중에서 Y염색체가 중요한 이유는 무엇인가? Sry에 의해서 암컷으로부터 수컷이 형성되는 것은 사실인가? 부신피질호르몬의 분비에 이상이 생기면 왜 성차에 변화가 생기는가? 등등 여자와 남자의 차이를 과학적인 실험 결과를 통해 설명함으로써, 일상생활에서 문제가 되고 있는 문제를 순리적으로 해결할 수 있게 되었다.

결론적으로 여자와 남자의 뇌 기능은 일치하지 않는 것(성차) 보다는 일치하는 것, 유사한 것이 훨씬 많다는 의견에 도달하게 되었다.

어떤 특출한 해결 방법이든 간에, 동서고금을 통해 변하지 않는 진리는 이 세상에 남자와 여자가 태어났고 함께 살아가야 할 운명인 한, 남녀 간의 사랑은 움트게 마련이고 또 사랑의 깊이가 깊은 만큼 갈등이 깊어져 때에 따라서는 슬픈 결과를 초래할 수도 있다는 사실이다. 남자와 여자 사이에는 절대적인 차이라고 하는 것은 없다. 다시 말하면 모든 차이는 상대적인 것으로서, 사회 통념이나 문화적, 사회적 이질성에도 불구하고 남녀의 성차의 표현에서는 모두 공통적인 점이 발견되고 있는 것이다. 이와 같은 공통성은 주위 환경보다는 생물학적 요인, 예를 들면 에스트로겐과 안드로겐의 상호 작용에 의해서 표출된다는 사실을 파악하게 되었다.

21세기를 향한 남녀의 성(sex)에 대한 올바른 가치관과 자세가 이 책을 통하여 확립할 수 있는 계기가 되었으면 하는 바람이다. 여자의 영원한 신비와 남자의 영원한 신비가 동시에 풀릴 수 있는 '계기'가 존재할 수 있을까? 이 수수께끼는 아마도 영원히 풀 수 없는 수수께끼일 것이다!

끝으로 이와 같은 좋은 책을 번역 출판할 수 있도록 격려해 주신 전파과학사 손영일 사장님과 직원들에게 깊은 감사의 말씀을 드리며, 또한 이 책 내용을 이해하고 번역하는데 이성(異性)으로서 큰 참고가 되고, 격려가 되었던 제 아내(안인덕)에게도 깊이 감사하는 바이다.

강원도 백운산 기슭에서
오영근

여성과 남성의 성차를 밝히다!

남녀 브레인 백서

개정 1쇄 2021년 09월 14일

지은이 아라이 야스마사
옮긴이 오영근

펴낸이 손영일
펴낸곳 전파과학사
주소 서울시 서대문구 증가로18(연희빌딩) 204호
등록 1956. 7. 23. 등록 제10-89호
전화 (02)333-8877(8855)
FAX. (02)334-8092

홈페이지 www.s-wave.co.kr
E-mail chonpa2@hanmail.net
공식블로그 http://blog.naver.com/siencia

ISBN 978-89-7044-985-2 (03510)

정가 15,000원

도서목록

BLUE BACKS